Christoph Herold

Framsteg inom behandling av hudcancer
Immunterapi, tumörvacciner, individanpassade metoder och kompletterande behandlingar - en överblick

Christoph Herold
Framsteg inom behandling av hudcancer
Immunterapi, tumörvacciner, individanpassade metoder och kompletterande behandlingar - en överblick

ISBN: 978-3-69035-899-6

Beställningsnummer: 2039
Finns även som e-bok
(978-3-69035-908-5)

Omslagets formgivning: Kerstin Laube
Produktion: Michaela Witt

Bremen University Press, 2025.
Fahrenheitstr. 11
28359 Bremen
bup@bremenuniversitypress.com
www.bremenuniversitypress.com

Manuskriptet får inte användas i sin helhet eller delvis utan föregående skriftligt medgivande från utgivaren.

Denna bok har tryckts på miljövänligt papper från hållbart skogsbruk för att spara på resurser och minimera miljöpåverkan. Genom att använda återvunnet material och FSC-certifierat papper bidrar vi till att skydda skogarna och minska vårt ekologiska fotavtryck.

Christoph Herold

Framsteg inom behandling av hudcancer

Immunterapi, tumörvacciner, individanpassade metoder och kompletterande behandlingar - en överblick

Översikt

FÖRORD 12

KAPITEL 2: GRUNDERNA FÖR HUDCANCER 18

KAPITEL 3: DIAGNOSTISKA PROCEDURER VID MODERN
HUDCANCERDIAGNOSTIK 26

KAPITEL 4: ÖVERSIKT ÖVER KLASSISKA TERAPEUTISKA
METODER 33

KAPITEL 5: NYA METODER FÖR LÄKEMEDELSBEHANDLING ... 41

KAPITEL 6: FRAMSTEG INOM IMMUNTERAPI 49

KAPITEL 7: MODERNA STRÅLBEHANDLINGSMETODER 92

KAPITEL 8: INNOVATIVA KIRURGISKA ÅTGÄRDER OCH
MINIMALT INVASIVA ÅTGÄRDER 109

KAPITEL 9: ALTERNATIVA OCH KOMPLEMENTÄRA
BEHANDLINGSMETODER 116

KAPITEL 10: REHABILITERING OCH EFTERVÅRD 122

KAPITEL 11: FRAMTIDSUTSIKTER FÖR BEHANDLING AV
HUDCANCER 127

12. AVSLUTANDE ANMÄRKNINGAR 134

13. YTTERLIGARE BIBLIOGRAFI 136

Innehållsförteckning

FÖRORD **12**

KAPITEL 1: INTRODUKTION OCH PROBLEMDEFINITION 13
1.1   EPIDEMIOLOGISK UTVECKLING AV HUDCANCER I VÄRLDEN 13
1.2   ORSAKER TILL DEN ÖKADE INCIDENSEN 14
1.3   HUDCANCERNS SOCIALA OCH EKONOMISKA BETYDELSE 15

KAPITEL 2:   GRUNDERNA FÖR HUDCANCER 18

2.1   ANATOMISKA OCH FYSIOLOGISKA GRUNDER FÖR HUDEN 18
2.2   PATOFYSIOLOGI FÖR UTVECKLING AV HUDCANCER 19
2.3   KLASSIFICERING AV OLIKA TYPER AV HUDCANCER 20
    2.3.1   *Basalcellskarcinom* *20*
    2.3.2   *Skivepitelcancer* *21*
    2.3.3   *Malignt melanom* *21*
    2.3.4   *Sällsynt hudcancer* *21*
2.4   GENETISKA PREDISPOSITIONER OCH MOLEKYLÄRA MARKÖRER 22
2.5   RISKFAKTORER OCH FÖREBYGGANDE ÅTGÄRDER 22
2.6   BIBLIOGRAFI - KAPITEL 2 23

KAPITEL 3: DIAGNOSTISKA PROCEDURER VID MODERN
HUDCANCERDIAGNOSTIK 26

3.1   METODER FÖR KLINISK UNDERSÖKNING 26
3.2   PROCEDURER FÖR BILDTAGNING 27
    3.2.1   *Dermatoskopi och videodermatoskopi* *27*
    3.2.2   *Konfokal lasermikroskopi* *28*
    3.2.3   *Optisk koherenstomografi (OCT)* *29*
3.3   BIOPSITEKNIK OCH HISTOPATOLOGISKA UNDERSÖKNINGAR 29
3.4   MOLEKYLÄR DIAGNOSTIK OCH GENETISKA TESTMETODER 30
3.5   ARTIFICIELL INTELLIGENS VID DIAGNOS AV HUDCANCER 31

KAPITEL 4: ÖVERSIKT ÖVER KLASSISKA TERAPEUTISKA METODER 33

- 4.1 KIRURGISKA BEHANDLINGSALTERNATIV 33
  - 4.1.1 *Excisionstekniker* 33
  - 4.1.2 *Mohs-operation* 34
- 4.2 STRÅLBEHANDLING 34
- 4.3 KEMOTERAPI - INDIKATIONER OCH BEGRÄNSNINGAR 35
- 4.4 FOTODYNAMISK TERAPI 36
- 4.5 IMMUNTERAPI - INLEDANDE FRAMGÅNGAR OCH BEGRÄNSNINGAR MED TRADITIONELLA METODER 37
- 4.6 BIBLIOGRAFI - KAPITEL 3-4: DIAGNOSTISKA PROCEDURER INOM MODERN HUDCANCERDIAGNOSTIK 38

KAPITEL 5: NYA METODER FÖR LÄKEMEDELSBEHANDLING ... 41

- 5.1 IMMUNCHECKPOINT-HÄMMARE 41
  - 5.1.1 *PD-1- och PD-L1-hämmare* 41
  - 5.1.2 *CTLA-4-hämmare* 42
- 5.2 RIKTADE TERAPIER 43
  - 5.2.1 *BRAF- och MEK-hämmare* 43
  - 5.2.2 *KIT- och NRAS-hämmare* 44
- 5.3 NEOANTIGENBASERADE TERAPIER 44
- 5.4 mRNA-BASERAD TERAPI 45
- 5.5 EPIGENETISKA BEHANDLINGSMETODER 46
- 5.6 BIBLIOGRAFI - KAPITEL 5: NYA METODER FÖR LÄKEMEDELSBEHANDLING 47

KAPITEL 6: FRAMSTEG INOM IMMUNTERAPI 49

- 6.1 GRUNDERNA I TUMÖRIMMUNOLOGI 49
  - 6.6.1. *Elimineringsfas* 49
  - 6.1.2. *Jämviktsfas* 50
  - 6.1.3. *Utrymningsfas* 50
- 6.2 CAR-T-CELLTERAPI FÖR HUDCANCER 52
  - 6.2.1 *Hur CAR-T-cellterapi fungerar* 52

6.2.2	CAR-T-cellterapi för hudcancer	53
6.2.3	Utmaningar och begränsningar	54
6.2.4	Studiesituation	56
6.2.5	Översikt i tabellform över de kliniska studierna	59
6.2.6	Perspektiv och framtidsutsikter	61
6.3	TUMÖRVACCINER - KONCEPT OCH KLINISKA RESULTAT	62
6.3.1	Kategorier av tumörvacciner	63
6.3.2	Läget i klinisk studie om tumörvacciner för hudcancer	64
6.3.3	Viktiga aktuella studier och utveckling	65
6.3.4	Resultat som bör betonas	65
6.3.5	Framtidsutsikter	66
6.4	ONKOLYTISKA VIRUS VID BEHANDLING AV HUDCANCER	67
6.4.1	Aktuell forskning	68
6.4.2	Översikt i tabellform: Onkolytiska virus vid behandling av hudcancer	69
6.4	CHECKPOINT-HÄMMARE	70
6.4.1	Verkningsmekanism	70
6.4.2	Indikationer	71
6.4.3	Klinisk effekt	72
6.4.4	Biverkningar och hantering	72
6.4.5	Perspektiv	73
6.5	ADOPTIV T-CELLSÖVERFÖRING	74
6.5.1	Grunder och principer	74
6.5.2	Studiesituation	75
6.5.3	Utsikter	76
6.5.4	Framtiden	76
6.5.5	Översikt i tabellform: Kliniska studier på adoptiv T-cellsöverföring för hudcancer	77
6.7	KOMBINERADE IMMUNTERAPIER OCH MULTIMODALA METODER FÖR BEHANDLING AV HUDCANCER	79
6.7.1	Exempel	79
6.7.2	Utmaningarna	80
6.7.3	Översikt	81

6.8 BIVERKNINGAR OCH HANTERING AV IMMUNBASERADE TERAPIER 86
6.9 BIBLIOGRAFI - KAPITEL 6: FRAMSTEG INOM IMMUNTERAPI 90

KAPITEL 7: MODERNA STRÅLBEHANDLINGSMETODER 92

7.1 GRUNDERNA I STRÅLBEHANDLING AV HUDCANCER 92
7.2 STEREOTAKTISK STRÅLBEHANDLING VID BEHANDLING AV
HUDCANCER 93
 7.2.1 *Verkningsmekanism* 93
 7.2.2 *Tillämpning vid behandling av hudcancer* 94
 7.2.3 *Effektivitet* 95
 7.2.4 *Översikt i tabellform* 95
7.3 PARTIKELTERAPI FÖR HUDCANCER: BESTRÅLNING MED PROTONER
OCH TUNGA JONER 97
 7.3.1 *Verkningsmekanism* 97
 7.3.2 *Tillämpning* 99
 7.3.3 *Tabell: Jämförelse av foton-, proton- och*
tungjonterapi för hudcancer 100
7.4 IMMUNOLOGISKA SYNERGIER VID BEHANDLING AV HUDCANCER 101
 7.4.1 *Verkningsmekanism* 102
 7.4.2 *Studier* 103
 7.4.3 *Utmaningarna* 104
 7.4.4 *Tabell* 105
7.5 BIVERKNINGAR AV MODERNA STRÅLBEHANDLINGAR 106
7.6 BIBLIOGRAFI - KAPITEL 7: MODERNA
STRÅLBEHANDLINGSMETODER 107

KAPITEL 8: INNOVATIVA KIRURGISKA ÅTGÄRDER OCH
MINIMALT INVASIVA ÅTGÄRDER 109

8.1 VIDAREUTVECKLING AV KLASSISKA EXCISIONSPROCEDURER 109
8.2 MOHS KIRURGI OCH DESS VIDAREUTVECKLING 110
8.3 LASERBASERADE PROCESSER 111
8.4 KRYOKIRURGISKA INGREPP 112
8.5 RADIOFREKVENS- OCH ULTRALJUDSBASERADE METODER 113

8.6 BIBLIOGRAFI - KAPITEL 8: INNOVATIVA KIRURGISKA ÅTGÄRDER OCH
MINIMALT INVASIVA ÅTGÄRDER 114

**KAPITEL 9: ALTERNATIVA OCH KOMPLEMENTÄRA
BEHANDLINGSMETODER 116**

9.2 TRADITIONELL KINESISK MEDICIN (TCM) 117
9.3 HOMEOPATI OCH DESS ROLL VID BEHANDLING AV HUDCANCER 119
9.4 BETYDELSEN AV NUTRITIONSMEDICIN 120

KAPITEL 10: REHABILITERING OCH EFTERVÅRD 122

10.1 VIKTEN AV REHABILITERING EFTER BEHANDLING AV HUDCANCER 122
10.2 SPECIFIKA REHABILITERINGSÅTGÄRDER FÖR PATIENTER MED
HUDCANCER 123
    10.2.1 Sjukgymnastik och funktionell rehabilitering *123*
    10.2.2 Psykosocialt stöd *123*
    10.2.3 Estetisk-plastisk efterbehandling *124*
    10.2.4 Onkologiska rehabiliteringsanläggningar *124*
10.3 LÅNGSIKTIGA STRATEGIER FÖR EFTERVÅRD OCH FÖREBYGGANDE
ÅTGÄRDER 125
    10.3.1 Program för onkologisk eftervård *125*
    10.3.2 Förebyggande strategier för att undvika återfall *126*

**KAPITEL 11: FRAMTIDSUTSIKTER FÖR BEHANDLING AV
HUDCANCER 127**

11.1 TRENDER I UTVECKLINGEN AV NYA TERAPIER 127
    11.1.1 Framsteg inom immunterapi *127*
    *11.1.2 Integration av genterapi och RNA-baserade
    metoder* *128*
    11.1.3 Nanomedicin och riktad läkemedelsfrisättning *128*
11.2 PERSONANPASSADE METODER OCH PRECISIONSMEDICIN 129
    11.2.1 Big data och artificiell intelligens i terapiplaneringen.. 129
    11.2.2 Flytande biopsi och dynamisk terapiövervakning *129*
11.3 FÖREBYGGANDE ÅTGÄRDER OCH TIDIG DIAGNOS 130
    11.3.1 Framsteg inom diagnostisk bildbehandling *130*

11.3.2 Genetisk riskprofilering 131
11.4 UTSIKTER FÖR FRAMTIDA CHANSER TILL ÅTERHÄMTNING 131
11.5 BIBLIOGRAFI - KAPITEL 13: FRAMTIDSUTSIKTER FÖR BEHANDLING
AV HUDCANCER 132

12. AVSLUTANDE ANMÄRKNINGAR **134**

13. YTTERLIGARE BIBLIOGRAFI **136**

1. ALLMÄNNA PRINCIPER FÖR HUDCANCER 136
2. KLASSISKA OCH INNOVATIVA BEHANDLINGSMETODER 136
3. IMMUNTERAPI OCH MOLEKYLÄRA MÅLSTRUKTURER 137
4. PERSONANPASSAD MEDICIN OCH MOLEKYLÄR DIAGNOSTIK 137
5. ALTERNATIVA OCH KOMPLETTERANDE TERAPIER 138
6. REHABILITERING OCH LÅNGSIKTIG HANTERING 138
7. ARTIFICIELL INTELLIGENS OCH DIGITALISERING 139
8. YTTERLIGARE LÄSNING 139

Anteckningar:

- Boken har en modulär struktur så att varje kapitel kan läsas självständigt utan att man nödvändigtvis behöver gå tillbaka till andra.
- Bibliografier har tilldelats respektive kapitel. Dessutom innehåller boken en lista över vidare läsning i slutet.
- Behandlingsstatus: april 2025

Utgivaren

Förord

Behandlingen av hudcancer genomgår en genomgripande förändring. Nya vetenskapliga rön och tekniska framsteg har lett till att behandlingsmöjligheterna har utökats avsevärt under de senaste åren. Framför allt moderna immunterapier, individanpassade medicinska metoder, målinriktade läkemedel och innovativa kirurgiska ingrepp erbjuder nu behandlingsalternativ som var otänkbara för bara en kort tid sedan.

I den här boken presenteras den senaste utvecklingen inom hudcancerbehandling på ett systematiskt och lättbegripligt sätt. Den fokuserar på de senaste medicinska och interventionella behandlingsmetoderna och deras möjliga tillämpningar i klinisk praxis. Samtidigt belyses begränsningarna med befintliga terapier och en utblick ges mot framtida forskningstrender.

Boken vänder sig till medicinsk personal samt informerade patienter som vill få en välgrundad översikt över moderna behandlingsalternativ för hudcancer. Syftet är att presentera det aktuella vetenskapliga kunskapsläget på ett praktiskt sätt och att ge vägledning vid utvärderingen av nya behandlingsalternativ.

Kapitel 1: Introduktion och problemdefinition

1.1 Epidemiologisk utveckling av hudcancer i världen

Den epidemiologiska utvecklingen av hudcancer har visat en alarmerande trend under de senaste decennierna, vilket är mycket relevant ur både ett medicinskt och socialt perspektiv. I dag är hudcancer en av de vanligaste cancerformerna i världen. Den kontinuerliga ökningen av incidensen, som kan observeras i nästan alla industrialiserade länder, är särskilt oroande. En ökande prevalens registreras också i nyindustrialiserade länder och utvecklingsländer, vilket kan tillskrivas förändringar i livsstil, ökad exponering för ultraviolett strålning och förbättrade diagnostiska möjligheter.

I USA är till exempel hudcancer den vanligaste cancerformen. Enligt American Cancer Society registreras mer än fem miljoner nya fall av icke-melanocytär hudcancer varje år, inklusive basalcellscancer och skivepitelcancer. Därutöver tillkommer cirka 100.000 nya diagnoser av malignt melanom, den farligaste och potentiellt dödliga formen av hudcancer. Liknande trender kan ses i Europa, där de högsta incidenserna i världen registreras i länder med en hög andel ljushyade befolkningsgrupper, som Australien, Nya Zeeland, Norge och Sverige.

Denna oroande ökning drabbar inte bara äldre befolkningsgrupper, som traditionellt har ansetts vara särskilt utsatta, utan även allt yngre människor. Särskilt malignt melanom uppvisar en oroande ökning i åldersgruppen 25-40 år. Denna demografiska förändring kan bland annat förklaras av förändrade fritidsvanor, frekvent exponering för solen utan tillräckligt skydd och den fortsatta trenden mot artificiell solning i solarier. Samtidigt har överlevnadsgraden för många former av hudcancer förbättrats avsevärt tack vare förbättrad diagnostik och moderna behandlingsalternativ, vilket ytterligare ökar det totala antalet hudcancerpatienter i befolkningen.

1.2 Orsaker till den ökade incidensen

Den ökande förekomsten av hudcancer är ett multifaktoriellt fenomen som orsakas av både exogena och endogena faktorer. En av de viktigaste exogena riskfaktorerna är ökad exponering för ultraviolett strålning. Denna strålning, som kommer både från solen och från artificiella källor som solarier, leder till DNA-skador i hudcellerna, vilket sammantaget ökar risken för att maligna förändringar utvecklas. De skadliga effekterna av ultraviolett strålning påverkas i hög grad av den individuella risken för hudcancer, som beror på genetiska faktorer, hudtyp samt antal och typ av pigmenterade hudförändringar.

Dessutom bidrar förändringar i det moderna samhällets fritids- och livsstilsvanor i hög grad till denna ökning. Den ökande populariteten för utomhusaktiviteter, semesterresor till solintensiva regioner och ett socialt skönhetsideal som gör att solbränd hud framstår som attraktiv och hälsosam har ökat den kumulativa UV-exponeringen avsevärt under de senaste decennierna. Denna trend förstärks av den utbredda och ofta okritiska användningen av solarier. Trots att den cancerframkallande effekten av artificiell UV-strålning är tydligt vetenskapligt bevisad är användningen fortfarande laglig i många länder och endast föremål för minimal reglering.

En annan faktor som bidrar till den ökade förekomsten av hudcancer är befolkningens ökande förväntade livslängd. Eftersom hudcancer i många fall är resultatet av kumulativ UV-exponering under år eller årtionden leder den åldrande befolkningen oundvikligen till en ökning av antalet fall. Samtidigt bidrar förbättrade diagnostiska metoder till att hudcancer upptäcks tidigare och oftare. Moderna bildtekniker och den ökande användningen av dermatoskopi gör det möjligt att identifiera tidiga stadier av elakartade hudförändringar, vilket leder till en ökning av antalet rapporterade diagnoser.

Genetiska faktorer spelar också en roll som inte ska underskattas. Personer med en genetisk predisposition, t.ex. på grund av mutationer i vissa tumörsuppressorgener som CDKN2A, eller bärare av melanomkänslighetsgenen BAP1, har en betydligt ökad risk för att utveckla hudcancer under sin livstid. Dessa genetiska faktorer registreras i allt högre grad i molekylärgenetiska analyser, vilket innebär att den individuella risken nu kan fastställas mer exakt än någonsin tidigare.

1.3   Hudcancerns sociala och ekonomiska betydelse

Den sociala och ekonomiska betydelsen av hudcancer är betydande och underskattas ofta av allmänheten. Hudcancer är inte bara ett medicinskt problem, utan också ett betydande socioekonomiskt problem. Behandlingen av hudcancer orsakar varje år sjukvårdskostnader på flera miljarder euro världen över. Dessa kostnader härrör inte bara från direkta behandlingsåtgärder som kirurgi, strålbehandling och läkemedelsbehandling, utan också från långvarig eftervård, rehabiliteringsåtgärder och behandling av återfall eller metastaser.

I länder med ett välutvecklat sjukvårdssystem utgör hudcancer en betydande börda för offentliga och privata sjukförsäkringsbolag. I USA beräknas de direkta kostnaderna för behandling av hudcancer uppgå till över 8 miljarder USD per år. Även i Europa uppgår de årliga kostnaderna för diagnos och behandling av hudcancer till flera miljarder euro. Därtill kommer indirekta kostnader till följd av förlorad arbetskraft, förtidspensionering och produktivitetsförluster.

Ur ett socialt perspektiv leder hudcancer till en avsevärd psykologisk och social börda för de drabbade. För många patienter är diagnosen hudcancer förknippad med rädsla och osäkerhet som går utöver det rent medicinska. Särskilt synliga ärr efter kirurgiska ingrepp eller behovet av att permanent skydda sig mot solexponering kan försämra livskvaliteten avsevärt. De psykologiska konsekvenserna av att vara medveten om en ökad risk för återfall eller utveckling av metastaser bör inte heller underskattas.

I detta sammanhang bör särskild uppmärksamhet ägnas åt de immateriella kostnader som uppstår till följd av förlorad livskvalitet, psykologisk stress och sociala begränsningar. Dessa aspekter är svåra att kvantifiera, men spelar en viktig roll i vardagen för de drabbade och deras familjer.

Syftet med denna bok är att ge en heltäckande och samtidigt lättbegriplig översikt över den senaste utvecklingen inom behandling av hudcancer. Med tanke på de snabba framstegen inom onkologisk forskning, särskilt inom området immunterapi och individanpassade terapier, är det av stor vikt att göra de senaste vetenskapliga rönen tillgängliga för en bred, akademiskt intresserad publik. Denna bok riktar sig därför inte bara till specialister inom dermatologi och onkologi, utan även till läkarstuderande, forskare, personer inom vårdyrken och intresserade lekmän med ett djupgående intresse för den moderna medicinska utvecklingen.

Boken är uppbyggd enligt en systematisk och vetenskapligt grundad struktur. Först presenteras de medicinska grunderna för hudcancer och de aktuella diagnostiska förfarandena för att skapa en solid förståelse för komplexiteten i denna sjukdom. Därefter förklaras både klassiska och moderna behandlingsmetoder i detalj, med särskilt fokus på innovativa och framåtblickande behandlingsstrategier. Dessa inkluderar den senaste utvecklingen inom immunterapi, individanpassad medicin, molekylär onkologi och användning av artificiell intelligens inom diagnostik och terapi.

Slutligen ges en utblick över den framtida utvecklingen inom hudcancerbehandling för att göra läsarna medvetna om kommande medicinska innovationer. Syftet är inte bara att förmedla det aktuella vetenskapliga läget, utan också att reflektera över de etiska, sociala och ekonomiska konsekvenserna av denna utveckling.

Kapitel 2: Grunderna för hudcancer

2.1 Anatomiska och fysiologiska grunder för huden

Människans hud är kroppens största organ och fyller en rad livsviktiga funktioner. Förutom att skydda mot mekanisk, kemisk och termisk påverkan spelar den en central roll för immunförsvaret, värmeregleringen och ämnesomsättningen, framför allt för syntesen av vitamin D. Huden är indelad i tre huvudlager: överhuden, läderhuden och underhuden. Huden är indelad i tre huvudlager: överhuden, läderhuden och underhuden. Vart och ett av dessa lager har specifika celltyper och strukturer som samverkar för att säkerställa hudens integritet och funktion.

Överhuden är det yttersta hudlagret och består huvudsakligen av keratinocyter som är ordnade i flera lager. Överhudens basala cellager, stratum basale, innehåller de aktivt delande cellerna från vilka de överliggande lagren utvecklas. I överhuden finns också melanocyter, som ansvarar för produktionen av melanin, ett pigment som skyddar huden mot ultraviolett strålning. I överhuden finns också Langerhans celler, som spelar en viktig roll i immunförsvaret.

Dermis, som ligger under epidermis, är ett bindvävsrikt område som innehåller många blod- och lymfkärl, nerver, hårsäckar samt svett- och talgkörtlar. Dermis spelar en viktig roll för värmeregleringen och utgör hudens strukturella bas. Dess elastiska fibrer ger huden dess spänst och motståndskraft.

Det djupaste lagret är **underhuden (subcutis)**, som huvudsakligen består av fettvävnad. Detta lager fungerar som energilager, isolator mot kyla och kudde mot mekanisk stress. Underhuden är också involverad i hormonproduktionen och påverkar kroppens vattenbalans.

Förändringar och skador i dessa hudlager, framför allt i överhuden, spelar en avgörande roll för utvecklingen av hudcancer. De flesta typer av hudcancer har sitt ursprung i celler i överhuden, varvid den exakta lokaliseringen och celltypen är avgörande för tumörens typ och uppträdande.

2.2 Patofysiologi för utveckling av hudcancer

Utvecklingen av hudcancer är en komplex process som kännetecknas av en kombination av genetiska mutationer, epigenetiska förändringar och miljöpåverkan. I centrum för denna process står DNA-skador som orsakas av exogena faktorer som ultraviolett strålning, joniserande strålning eller kemiska carcinogener. Skadorna leder till mutationer i viktiga gener som ansvarar för regleringen av celltillväxt, apoptos och DNA-reparation.

Mutationer i **tumörsuppressorgener** som p53, som kontrollerar celldelningen under normala förhållanden och utlöser programmerad celldöd vid irreparabla DNA-skador, är av central betydelse för tumörutvecklingen. Mutationer i **protoonkogener** som RAS eller BRAF bidrar också till okontrollerad cellproliferation. Detta är särskilt relevant vid malignt melanom, där BRAF-mutationer upptäcks i över 50% av fallen.

En annan patofysiologisk mekanism är kringgåendet av apoptotiska kontrollmekanismer. Tumörceller utvecklar strategier för att förhindra apoptos, vilket ger dem en överlevnadsfördel. De främjar också **angiogenesen**, dvs. bildandet av nya blodkärl, för att stödja tumörtillväxten. Denna process förmedlas av tillväxtfaktorer som VEGF (vascular endothelial growth factor).

Immunförsvaret spelar en ambivalent roll i utvecklingen och förloppet av hudcancer. Å ena sidan känner det igen maligna celler och eliminerar dem, å andra sidan utvecklar tumörceller mekanismer för att undvika immunövervakning. Denna mekanism, som kallas **immunescape**, är en central del av tumörutvecklingen och utgör grunden för moderna immunoterapeutiska metoder.

2.3 Klassificering av olika typer av hudcancer

Hudcancer klassificeras i första hand efter den maligna förändringens cellulära ursprung och skiljer mellan icke-melanocytär och melanocytär hudcancer.

2.3.1 Basalcellskarcinom

Basalcellscancer är den vanligaste formen av hudcancer och utgår från de basala keratinocyterna i överhuden. Den kännetecknas av lokal, vanligtvis långsam tillväxt och metastaseras endast i extremt sällsynta fall. Den kan dock orsaka avsevärd vävnadsskada genom infiltrativ tillväxt, särskilt i ansiktet. De vanligaste kliniska manifestationerna är nodulär, sklerodermiform och ytlig basalcellscancer.

2.3.2 Skivepitelcancer

Skivepitelcancer, även känd som spinaliom, utvecklas från de differentierade keratinocyterna i överhuden. Jämfört med basalcellscancer är den mer aggressiv och har en högre metastasering. Kroniskt solexponerade hudområden som ansikte, öron och handrygg är särskilt utsatta för risk. Precancerösa tillstånd som aktinisk keratos och Bowens sjukdom betraktas som förstadier till skivepitelcancer.

2.3.3 Malignt melanom

Malignt melanom är den farligaste formen av hudcancer. Den utvecklas från pigmentbildande melanocyter och kännetecknas av en hög metastatisk potential. Malignt melanom kan förekomma i nästan alla hudområden, men ofta i områden med periodvis intensiv solexponering. Tumören klassificeras enligt olika histopatologiska subtyper, bland annat ytligt spridande melanom, nodulärt melanom och akrolentiginöst melanom.

2.3.4 Sällsynt hudcancer

Till de ovanligare formerna av **hudcancer** hör **Merkelcellskarcinom**, en neuroendokrin tumör med hög aggressivitet, **Kaposis sarkom**, som framför allt förekommer hos patienter med nedsatt immunförsvar, och olika former av kutant lymfom. Trots sin låga incidens är dessa tumörtyper av hög klinisk relevans på grund av sin aggressiva natur och dåliga prognos.

2.4 Genetiska predispositioner och molekylära markörer

Genetisk predisposition spelar en avgörande roll för utvecklingen av hudcancer. Olika ärftliga syndrom är förknippade med en signifikant ökad risk för hudcancer. Hit hör xeroderma pigmentosum, som kännetecknas av en defekt i DNA-reparationen, och familial atypical mole-melanoma syndrome (FAMMM), som kännetecknas av multipla atypiska nevi och en hög risk för melanom.

Molekylära markörer som mutationer i BRAF-genen, i synnerhet V600E-mutationen, är inte bara av diagnostisk betydelse utan fungerar också som målstruktur för specifika läkemedelsbehandlingar. Andra viktiga molekylära markörer är mutationer i NRAS-, c-KIT- och TERT-generna. Analysen av dessa markörer möjliggör en mer exakt prognos och val av individanpassade behandlingsmetoder.

2.5 Riskfaktorer och förebyggande åtgärder

De viktigaste riskfaktorerna för uppkomst av hudcancer kan delas in i exogena och endogena faktorer. Till de exogena riskfaktorerna hör kumulativ och intermittent exponering för UV-strålning, besök i solarier, joniserande strålning och kontakt med vissa kemiska ämnen, t.ex. arsenikföreningar.

Till de endogena riskfaktorerna hör en ljus hudtyp, ett stort antal pigmenterade nevi, genetiska anlag och immunosuppression, t.ex. efter organtransplantationer. Vissa redan existerande tillstånd, t.ex. epidermodysplasia verruciformis, ökar också risken för hudcancer.

Förebyggande åtgärder omfattar konsekvent skydd mot UV-strålning genom lämplig klädsel, bredspektrum-solskyddsmedel med hög solskyddsfaktor och undvikande av middagssolen. Det är särskilt viktigt att tidigt upptäcka hudförändringar genom regelbundna självundersökningar och dermatologiska kontroller. I många länder ingår nu hudcancerundersökningar i de förebyggande program som erbjuds av de lagstadgade sjukförsäkringsbolagen.

2.6 Bibliografi - Kapitel 2

Bataille, V., & Winnett, A. (2022). *Genetiska predispositioner och molekylära markörer vid hudcancer: Kliniska konsekvenser för målinriktad terapi*. **Journal of Dermatological Science, 106**(2), 145-153. https://doi.org/10.1016/j.jdermsci.2022.01.005

Berwick, M., Buller, D. B., Cust, A., Gallagher, R., Lee, T. K., Meyskens, F., ... & Veierød, M. B. (2021). *Melanomets epidemiologi och förebyggande åtgärder*. **Cancer Epidemiology, Biomarkers & Prevention, 30**(6), 999-1010. https://doi.org/10.1158/1055-9965.EPI-21-0087

D'Orazio, J., Jarrett, S., Amaro-Ortiz, A., & Scott, T. (2019). *UV-strålning och huden: Hur skyddar man sig mot hudcancer?*

Journal of the American Academy of Dermatology, 80(3), 537-548. https://doi.org/10.1016/j.jaad.2018.06.032

Ferlay, J., Ervik, M., Lam, F., Colombet, M., Mery, L., Piñeros, M., ... & Bray, F. (2024). *Global Cancer Observatory: Cancer Today*. International Agency for Research on Cancer. https://gco.iarc.fr/today

Garbe, C., Keim, U., Gandini, S., Amaral, T., Kaatz, M. och Eigentler, T. (2023). *Epidemiologi för kutant melanom och keratinocytcancer i Europa: Aktuella trender och prognoser*. **European Journal of Cancer, 182**, 54-68. https://doi.org/10.1016/j.ejca.2023.01.014

Hemminki, K., Sundquist, J., & Li, X. (2020). *Familjerisker för hudcancer: Epidemiologiska bevis för genetisk predisposition*. **British Journal of Cancer, 122**(4), 601-608. https://doi.org/10.1038/s41416-019-0678-1

Leiter, U., Eigentler, T. och Garbe, C. (2022). *Spektrumet av kutana maligniteter: Klassificering, riskfaktorer och nuvarande hanteringsstrategier*. **The Lancet Oncology, 23**(3), e92-e103. https://doi.org/10.1016/S1470-2045(21)00658-3

Narayanan, D. L., Saladi, R. N., & Fox, J. L. (2019). *Ultraviolett strålning och hudcancer: molekylära mekanismer och förebyggande strategier*. **Journal of Photochemistry and Photobiology B: Biology, 99**(2), 111-119. https://doi.org/10.1016/j.jphotobiol.2019.05.007

Ribas, A., & Wolchok, J. D. (2021). *Immunterapi mot cancer med hjälp av checkpoint-blockad: lärdomar från melanom*. **Nature**

Reviews Clinical Oncology, 18(1), 25-39. https://doi.org/10.1038/s41571-020-00412-6

Whiteman, D. C., Green, A. C., & Olsen, C. M. (2020). *The growing burden of invasive melanoma: Projections of incidence rates and numbers of new cases in six susceptible populations through 2031.* **Journal of Investigative Dermatology, 140**(1), 24-30. https://doi.org/10.1016/j.jid.2019.07.015

Kapitel 3: Diagnostiska procedurer vid modern hudcancerdiagnostik

3.1 Metoder för klinisk undersökning

Den kliniska undersökningen är det första och grundläggande steget i diagnostiseringen av hudcancer. Den används för att registrera synliga hudförändringar och för att identifiera riskpatienter genom en riktad anamnes. En grundlig klinisk undersökning bör omfatta hela hudområdet, eftersom hudcancer inte bara kan uppstå i ljusexponerade hudområden utan också i områden som får mindre uppmärksamhet, t.ex. hårbotten, fotsulor, könsorgan eller under naglarna.

Sjukdomshistorien är av särskild betydelse. Den behandlande läkaren bör särskilt fråga om familjehistoria, individuell solexponering, tidigare solbrännskador, användning av solarier och kända förstadier till cancer. Användning av immundämpande läkemedel, som är vanligt efter organtransplantationer, och förekomst av genetiska syndrom med ökad benägenhet för tumörer är också av diagnostisk betydelse.

I klinisk praxis används ofta den så kallade **ABCDE-regeln** för att systematiskt registrera misstänkta hudförändringar, vilket möjliggör en första kategorisering av misstänkta hudförändringar:

- **A - Asymmetri**: Maligna tumörer är ofta oregelbundna i form och struktur.
- **B - Gräns**: Flummiga, oregelbundna eller suddiga kanter är misstänkta.

- **C - Färg**: Flerfärgad eller ojämn färgfördelning är varningssignaler.

- **D - Diameter**: Lesioner med en diameter på mer än 6 millimeter kräver särskild uppmärksamhet.

- **E - Evolution**: Förändringar i form, färg eller storlek över tid tyder på malignitet.

Även om ABCDE-regeln ger en värdefull vägledning är den inte alltid tillförlitlig, särskilt när det gäller sällsynta melanomsubtyper eller amelanotiska lesioner som inte uppvisar typisk pigmentering. Därför bör varje nytt eller förändrat hudfynd klarläggas genom differentialdiagnostik.

3.2 Procedurer för bildtagning

Bilddiagnostik har fått en central roll i modern diagnostik av hudcancer. Den används inte bara för en mer exakt bedömning av iögonfallande hudförändringar, utan även för att övervaka förloppet och eftervården. Moderna bildtekniker ger högupplösta, icke-invasiva inblickar i hudens strukturer och möjliggör en mer exakt differentiering mellan godartade och elakartade lesioner.

3.2.1 Dermatoskopi och videodermatoskopi

Dermatoskopi, även känt som reflekterat ljusmikroskopi, är ett förfarande som har varit etablerat i många år och som möjliggör detaljerad observation av ytliga hudstrukturer. Med hjälp av dermatoskopet kan man se kärlstrukturer, pigmentnätverk och specifika mönster som inte skulle vara synliga med blotta ögat.

Videodermatoskopi är ett stort framsteg som innebär att högupplösta bilder kan lagras digitalt och jämföras med varandra under längre tidsperioder. Detta förfarande möjliggör en objektiv övervakning av förloppet och tidig upptäckt av subtila förändringar som kan tyda på en malign omvandling. Regelbunden videodermatoskopi är ett värdefullt verktyg för tidig upptäckt, särskilt hos högriskpatienter med multipla dysplastiska nevi.

3.2.2 Konfokal lasermikroskopi

Konfokal lasermikroskopi är ett högspecialiserat diagnostiskt förfarande som möjliggör cellulär upplösning in vivo. En fokuserad laserstråle riktas mot hudytan och de reflekterade strålarna bearbetas till högupplösta snittbilder med hjälp av en dator. Detta förfarande möjliggör en nästan histologisk bedömning av epidermis och övre dermis utan behov av invasivt vävnadsavlägsnande.

Konfokal lasermikroskopi används framför allt för att klargöra oklara pigmentförändringar, men kan också ge värdefull information vid diagnos av basalcellscancer och aktiniska keratoser. Dess största fördel ligger i möjligheten att ytterligare karakterisera misstänkta lesioner före en biopsi och därmed undvika onödiga invasiva ingrepp.

3.2.3 Optisk koherenstomografi (OCT)

Optisk koherenstomografi är en annan modern, icke-invasiv avbildningsteknik som ger skiktade bilder av huden på liknande sätt som konfokal lasermikroskopi. OCT arbetar dock med infrarött ljus, vilket gör det möjligt att visualisera djupare hudlager än med lasermikroskopi. Upplösningen är något lägre i jämförelse, men OCT är perfekt för att bedöma tumörers utbredning på djupet, vilket är särskilt värdefullt vid planering av kirurgiska ingrepp.

OCT har visat sig vara mycket användbart vid diagnos av basalcellscancer och vid avgränsning av tumörmarginaler inför kirurgisk resektion. OCT ger också värdefull information om behandlingssvaret vid icke-invasiv uppföljning efter terapeutiska åtgärder.

3.3 Biopsiteknik och histopatologiska undersökningar

Trots alla framsteg inom icke-invasiv diagnostik är histopatologisk undersökning av den vävnad som tas bort fortfarande guldstandarden för definitiv diagnos. Det finns olika biopsitekniker att tillgå, och valet av teknik beror på hudförändringens lokalisering, storlek och kliniska misstanke.

De vanligaste metoderna är

- **Excisional biopsi**: Fullständigt avlägsnande av lesionen, företrädesvis vid mindre tumörer eller misstänkt melanom.

- **Incisional biopsi**: Delvis avlägsnande av lesionen, användbart för stora eller svåråtkomliga tumörer.

- **Stansbiopsi**: Uttag av en vävnadscylinder med hjälp av en speciell biopsistans, särskilt vid omfattande hudförändringar.

- **Rakbiopsi**: Ytligt avlägsnande av lesionen, särskilt vid misstanke om basalcellscancer eller aktinisk keratos.

Histopatologisk behandling utförs med hjälp av standardiserad färgning, vanligtvis hematoxylin-eosin, kompletterad med immunhistokemisk färgning för att skilja tumörtyper åt. Analysen av molekylära markörer, såsom BRAF, NRAS eller c-KIT, blir allt viktigare eftersom den kan ha direkta terapeutiska konsekvenser.

3.4 Molekylär diagnostik och genetiska testmetoder

Molekylär diagnostik har under de senaste åren inneburit ett paradigmskifte inom onkologin. Genetiska och molekylärbiologiska testmetoder används också i allt större utsträckning inom hudcancerdiagnostiken för att bättre förstå tumörbiologin och individuellt anpassa behandlingen.

Mutationsanalyser **av BRAF-genen** är av särskild betydelse, i synnerhet V600E-mutationen, som kan påvisas hos mer än hälften av melanompatienterna. Förekomsten av denna mutation har direkta terapeutiska konsekvenser, eftersom det finns riktade hämmare som vemurafenib eller dabrafenib.

under lång tid och de fungerar inte effektivt mot tumörceller hos alla patienter.

Trots dessa begränsningar anses adoptiv T-cellsöverföring vara en milstolpe inom individanpassad immunterapi av cancer. Tack vare sin höga specificitet, möjligheten att utnyttja tumörspecifika egenskaper och potentialen för långsiktig kontroll öppnar den upp nya perspektiv, särskilt för patienter där etablerade behandlingar misslyckats. Framtiden för denna metod ligger i dess vidareutveckling till standardprodukter, i förbättrade cellmodifieringar för att övervinna immunologiska barriärer i tumörens mikromiljö och i kombination med andra terapeutiska strategier som checkpoint-hämmare, onkolytiska virus eller terapeutiska vacciner.

Vid behandling av hudcancer - och i synnerhet malignt melanom - kan ACT på sikt bli en permanent pelare inom immunterapin. Dess roll kommer sannolikt att utvecklas från ett experimentellt behandlingsalternativ till en standardiserad, integrerad komponent i komplexa behandlingsstrategier - med målet att göra individuellt anpassade och botande metoder tillgängliga för svårbehandlade tumörsjukdomar.

6.5.5 Tabellöversikt: Kliniska studier på adoptiv T-cellsöverföring för hudcancer

Studiens namn / ID	Terapeutiskt tillvägagångssätt	Indikering / steg	Fas / Status	Resultat / Specialfunktioner
TILVANCE-301	Lifileucel (TIL-behandling) vs. pembrolizumab	Icke-resektabelt eller	Fas III Löpande	Jämförelse av effekten av Lifileucel med

Studiens namn / ID	Terapeutiskt tillvägagångssätt	Indikering / steg	Fas / Status	Resultat / Specialfunktioner
		metastaserat melanom		pembrolizumab; resultaten är förväntade.
KEYNOTE-942	mRNA-4157/V940 (individanpassat mRNA-vaccin) + pembrolizumab	Resorberat melanom (stadium III/IV)	Fas IIb avslutad; Fas III rekryterad	Adjuvant behandling för att förhindra återfall; riskminskning för återfall eller död med 49%.
NCT02320058	Dendritisk cellterapi + kryokirurgi + pembrolizumab	Melanom i stadium III-IV, ej resektabelt	Fas Ib/II	Kombination av lokal och systemisk immunaktivering; innovativ multimodal strategi.
ABC-studie	Nivolumab + pilimumab	Melanom med metastaser i hjärnan	Fas II slutförd	7-årsöverlevnad på 51%; signifikant förbättring jämfört med monoterapi.
ACTIVATE-studie	Adoptiv cellöverföring (ACT) + checkpointhämmare	Avancerat melanom	Fas I/II	Undersökning av kombinationen av ACT med immuncheckpointhämmare; resultat avvaktas.

Obs: Denna tabell ger en översikt över utvalda studier och gör inte anspråk på att vara uttömmande.

6.7 Kombinerade immunterapier och multimodala metoder för behandling av hudcancer

Inom modern onkologi har det visat sig att kombinationen av olika immunoterapeutiska strategier eller kombinationen med andra terapeutiska förfaranden kan leda till betydligt bättre behandlingsresultat än monoterapier. Sådana kombinerade metoder har visat sig vara mycket lovande, särskilt när det gäller avancerad hudcancer, i synnerhet malignt melanom.

6.7.1 Exempel på

Ett paradigmatiskt exempel är kombinationen av de två immuncheckpointhämmarna **nivolumab** (en anti-PD-1-antikropp) **och ipilimumab** (en anti-CTLA-4-antikropp). Båda läkemedlen blockerar olika hämmande signaler som hindrar immunförsvaret från att effektivt bekämpa tumörceller. Medan CTLA-4 främst verkar i den tidiga fasen av T-cellsaktiveringen i den lymfoida vävnaden, ingriper PD-1 i tumörens mikromiljö genom att förhindra att T-cellerna i periferin förbrukas. Kombinationen av dessa läkemedel möjliggör en mer omfattande reaktivering av immunförsvaret. Kliniska prövningar som **CheckMate-067** har visat att denna dubbla blockad ger betydligt högre objektiv svarsfrekvens, längre progressionsfri överlevnad och förbättrad total överlevnad jämfört med monoterapi - om än till priset av en ökad risk för immunmedierade biverkningar (t.ex. kolit, hepatit, hypofysit).

Kombinationen av immunterapi med målinriktade behandlingar, i synnerhet för patienter med BRAF-muterat melanom, är också föremål för intensiv klinisk forskning.

Hämning av BRAF V600-mutationsvägen med BRAF-hämmare (t.ex. vemurafenib, dabrafenib) och MEK-hämmare (t.ex. trametinib) leder till snabb tumörregression, även om detta vanligtvis bara är tillfälligt. Ytterligare administrering av en immune checkpoint-hämmare är avsedd att omvandla kortsiktig tumörkontroll till ett långsiktigt immunsvar. Inledande resultat från studier som **IMspire150** och **COMBI-i** indikerar en klinisk nytta med sådana trippelkombinationer, även om toxicitet och optimal behandlingssekvensering fortfarande är utmaningar.

En annan innovativ metod är **kombinationen av immunterapi och strålbehandling**. Strålning leder till lokal förstörelse av tumörcellerna, vilket frigör ett stort antal tumörantigener och "farosignaler" som kan stimulera immunsystemet. Detta kan leda till aktivering av systemiska immunsvar - ett fenomen som kallas **abscopaleffekten**. I kombination med checkpointhämmare kan denna effekt förstärkas genom att immunsvaret överförs till icke-bestrålade metastaser. Inledande kliniska observationer och mindre studier har redan visat på denna potential, och större randomiserade studier pågår för närvarande.

6.7.2 Utmaningar

Trots dessa lovande framtidsutsikter är det fortfarande komplicerat att använda kombinerade metoder. **Rätt val av sekvensering, dosering och kombination av aktiva substanser** är avgörande för att uppnå en balans mellan terapeutisk effekt och tolerabilitet. Samtidig aktivering av flera immunologiska mekanismer ökar risken för allvarliga biverkningar, i synnerhet autoimmuna reaktioner som kan uppträda systemiskt.

Överlag anses utvecklingen av kombinationsbehandlingar - både inom immunterapi och i kombination med andra behandlingsformer - vara ett av de mest dynamiska och framåtblickande forskningsområdena inom onkologi. Målet är att använda intelligenta terapeutiska synergier för att tillhandahålla individanpassade och effektiva behandlingsstrategier för patienter med hudcancer.

6.7.3 Översikt

Översikt i tabellform: Kombinerade behandlingsmetoder för hudcancer

Kombinationstyp	Exempel på aktiva ingredienser/processer	Mål / Effekt	Fördelar	Utmaningarna
Checkpointhämmare + checkpointhämmare	Nivolumab (PD-1) + ipilimumab (CTLA-4)	Ökad immunaktivering genom dubbel blockering av hämmande signalvägar	Ökad svarsfrekvens och förlängd överlevnad	Hög frekvens av immunmedierade biverkningar
Checkpointhämmare + målinriktad behandling	Anti-PD-1 (t.ex. pembrolizumab) + BRAF/MEK-hämmare (t.ex. dabrafenib + trametinib)	Kombination av snabb tumörkontroll och långvarigt immunsvar	Synergistisk effekt i BRAF-muterade tumörer	Komplexa toxicitetsprofiler, svår sekvensering

Kombinationstyp	Exempel på aktiva ingredienser/processer	Mål / Effekt	Fördelar	Utmaningarna
Checkpointhämmare + strålbehandling	Anti-PD-1 + lokal strålbehandling (t.ex. stereotaktisk)	Utnyttjande av abscopaleffekten för systemaktivering	Effekt på ickebestrålade metastaser också möjlig	Optimala bestrålningsparametrar fortfarande oklara
Checkpointhämmare + onkolytiskt virus	T-VEC + nivolumab	Virusinducerad antigenfrisättning + blockad av immunkontrollpunkter	Förstärkt immunsvar genom "vaccination in situ"	Begränsade data, möjligen antiviral immunitet som hinder
Immunterapi + kemoterapi (mindre vanligt vid melanom)	Anti-PD-1 + dakarbazin (historisk)	Kemoterapi för att öka tumörens immunogenicitet	Potentiellt bättre initial respons	Immunosuppression möjlig genom kemoterapi
Trippelbehandling (målinriktad + immunkontrollpunkt)	Atezolizumab + vemurafenib + cobimetinib	Kombination av målinriktad hämning + immunaktivering	Förbättrad kontroll i studier (t.ex. IMspire150)	Ökad toxicitet, stor logistisk ansträngning

Översikt i tabellform: Aktuella kliniska studier av kombinationsbehandlingar för hudcancer

Studiens namn / ID	Kombinationsbehandling	Indikeringsteg	Fas / Status	Mål / Specialfunktioner
KEYNOTE-942Moderna & Merck	mRNA-4157/V940 (personanpassat mRNA-vaccin) + pembrolizumab	Resorberat melanom (stadium III/IV)	Fas IIb avslutad; Fas e III (V940-001) rekryterad	Adjuvant behandling för att förebygga återfall ; riskminskning för återfall eller död med 49%.
TILVANCE-301 Iovance Biotherapeutics	Lifileucel (TIL-behandling) + pembrolizumab	Icke-resektabelt eller metastaserat melanom	Fas III pågår	Jämförelse med pembrolizumab som monoterapi;

Studiens namn / ID	Kombinationsbehandling	Indikering steg	Fas / Status	Mål / Specialfunktioner
				riktar sig till patienter med hög tumörbörda
NCT05629295UCSF	Nivolumab + cabozantinib	Melanom i slemhinnan	Fas II	Kombination av immun- och tyrosinkinasinhibering; fokus på sällsynta melanomsubtyper
NCT02320058Mayo Clinic	Dendritisk cellterapi +	Melanom i stadium	Fas Ib/II	Kombination av lokal

Studiens namn / ID	Kombinationsbehandling	Indikeringssteg	Fas / Status	Mål / Specialfunktioner
	kryokirurgi + pembrolizumab	III-IV, ej resektabelt		och systemisk immunaktivering; innovativ multimodal strategi
ABC-studie Melanoma Australia	Nivolumab + ipilimumab	Melanom med metastaser i hjärnan	Fas II slutförd	7-årsöverlevnad på 51%; signifikant förbättring jämfört med monoterapi

Studiens namn / ID	Kombinationsbehandling	Indikeringssteg	Fas / Status	Mål / Specialfunktioner
Kombinationsvaccination med Moderna/MSD	mRNA-vaccin + immunterapi (MSD)	Hudcancer (melanom)	Fas II slutförd	Riskminskning för återfall eller död med 49%; marknadslansering planerad till 2025

Obs: Denna tabell ger en översikt över utvalda studier och gör inte anspråk på att vara uttömmande.

6.8 Biverkningar och hantering av immunbaserade terapier

I och med etableringen av immunbaserade terapier som checkpointhämmare, adoptiva T-cellsterapier och onkolytiska virus har biverkningsprofilen för onkologiska behandlingar förändrats i grunden. Medan klassiska kemoterapeutiska medel verkar genom direkta cytotoxiska effekter på snabbt prolifererande celler - och därmed främst orsakar hematologiska, gastrointestinala och kutana biverkningar - leder immunoterapier till en aktivering av immunsystemet som i vissa fall går utöver den terapeutiskt avsedda nivån. Detta resulterar i *immunrelaterade biverkningar* (irAE), som riktas mot kroppens egna vävnader och potentiellt kan påverka alla organsystem.

Dessa biverkningar är ett uttryck för en autoimmun process som utlöses av behandlingen, där kroppens egna strukturer felaktigt uppfattas som främmande och angrips. De uppträder vanligen inom de första veckorna till månaderna efter behandlingsstart, men kan också vara fördröjda - ibland till och med månader efter avslutad behandling. Frekvensen, svårighetsgraden och vilket organsystem som påverkas beror på olika faktorer, bland annat vilket immunterapeutiskt medel som används, kombinationen med andra immunmodulerande medel och patientspecifika egenskaper såsom genetisk predisposition eller befintlig autoimmunitet.

De vanligaste irAE inkluderar dermatologiska, gastrointestinala, endokrinologiska, pulmonella, hepatiska och renala komplikationer.

Dermatologiska biverkningar är vanligtvis de första kliniska tecknen och förekommer hos upp till 40-50% av patienterna som behandlas med checkpointhämmare. Dessa inkluderar makulopapulärt exantem, pruritus och, mer sällsynt, lichenoida eller bullösa eruptioner. Särskilt hos melanompatienter kan vitiligo-liknande depigmentering förekomma - ett fenomen som korrelerar med ett bra svar på behandlingen, eftersom det återspeglar aktiveringen av melanocytstyrda T-celler.

Gastrointestinala biverkningar drabbar främst tjocktarmen i form av immunmedierad kolit, som kan leda till behandlingsbegränsande diarré, buksmärtor, feber och uttorkning. Incidensen är mellan 5 och 20 %, beroende på behandlingsform. I allvarliga fall finns det risk för perforation, varför tidig diagnos (inklusive endoskopi) och upptrappning av behandlingen är avgörande.

Endokrinopatier är särskilt lömska eftersom de kan orsaka ospecifika symtom som trötthet, huvudvärk eller humörsvängningar. De vanligaste är hypofysit, sköldkörtelinflammation med initial hypertyreos och efterföljande hypotyreos samt binjurebarksinsufficiens. Eftersom dessa störningar kan kvarstå livet ut är långvarig hormonell substitutionsbehandling nödvändig. Incidensen är lägre med PD-1-hämmare än med CTLA-4-hämmare, som är särskilt förknippade med hypofysit.

Pneumonit, en immunmedierad inflammation i lungvävnaden, är en sällsynt men potentiellt livshotande biverkning. Kliniskt yttrar den sig i form av hosta, dyspné och eventuellt feber. Radiologiska fynd inkluderar vanligtvis ett interstitiellt infiltrat. Diagnosen ställs med hjälp av datortomografi och uteslutande av infektiösa orsaker. Risken ökar vid samtidig strålbehandling.

Hepatit och **nefrit** förekommer också som en del av immunmedierade processer. En asymtomatisk ökning av transaminaser är vanlig, mer allvarlig hepatit med gulsot och koagulopati är sällsynt, men kräver omedelbar immunsuppression. Immuninducerad nefrit yttrar sig vanligen som interstitiell nefrit med kreatininstegring, men kan också leda till glomerulonefrit.

Behandlingen av immunmedierade biverkningar beror på deras svårighetsgrad (grad 1-4 enligt CTCAE-klassificeringen). Vid lindriga symtom räcker det ofta med symtomatisk behandling och noggrann övervakning. Från grad 2 bör immunterapi i allmänhet avbrytas, kompletterat med systemiska kortikosteroider. Allvarliga förlopp (grad 3-4) kräver administrering av högdos steroider (t.ex. prednisolon 1-2 mg/kg kroppsvikt) under flera veckor med en långsam nedtrappningsfas. I steroidresistenta fall används andra linjens immunsuppressiva medel såsom infliximab (anti-TNFα), mykofenolatmofetil eller vedolizumab (för kolit). Dessa substanser ska administreras i samråd med specialistcentra.

Eftervården är en särskild utmaning, eftersom biverkningar kan uppstå även efter avslutad behandling. Patienterna måste därför informeras om eventuella symtom och helst få ett immunterapikort som innehåller information om pågående eller nyligen avslutad immunterapi i händelse av akut behandling. Tvärvetenskapligt samarbete - särskilt med gastroenterologi, endokrinologi, dermatologi, pulmonologi och nefrologi - är avgörande för en framgångsrik behandling.

Trots de ibland allvarliga biverkningarna visar många studier att förekomsten av immunmedierade komplikationer inte nödvändigtvis kräver att behandlingen avbryts. Tvärtom: vissa studier tyder till och med på att en måttlig förekomst av irAE korrelerar med ett förbättrat kliniskt svar - vilket stöder teorin att ett aktiverat immunsvar kan riktas mot både friska och maligna celler.

På det hela taget har förståelsen och hanteringen av immunmedierade biverkningar gjort betydande framsteg under de senaste åren. De är inte en kontraindikation för användning av immunbaserade terapier, utan en utmaning som kan hanteras framgångsrikt med standardiserade protokoll, tidig diagnos och tvärvetenskaplig expertis.

6.9 Bibliografi - Kapitel 6: Framsteg inom immunterapi

Andtbacka, R. H., Kaufman, H. L., Collichio, F., Amatruda, T., Senzer, N., Chesney, J., ... & Agarwala, S. S. (2015). *Talimogene Laherparepvec förbättrar den varaktiga svarsfrekvensen hos patienter med avancerat melanom.* **Journal of Clinical Oncology, 33**(25), 2780-2788.
https://doi.org/10.1200/JCO.2014.58.3377

Buchbinder, E. I., & Desai, A. (2016). *CTLA-4- och PD-1-vägarna: likheter, skillnader och konsekvenser av att hämma dem.* **American Journal of Clinical Oncology, 39**(1), 98-106.
https://doi.org/10.1097/COC.0000000000000239

June, C. H., O'Connor, R. S., Kawalekar, O. U., Ghassemi, S., Milone, M. C., Wang, L., & Levine, B. L. (2018). *Immunterapi med CAR T-celler mot cancer hos människor.* **Science, 359**(6382), 1361-1365. https://doi.org/10.1126/science.aar6711

Larkin, J., Chiarion-Sileni, V., Gonzalez, R., Grob, J. J., Rutkowski, P., Lao, C. D., ... & Hodi, F. S. (2019).

Femårsöverlevnad med kombinerad behandling med nivolumab och ipilimumab vid avancerat melanom. **The New England Journal of Medicine, 381**(16), 1535-1546. https://doi.org/10.1056/NEJMoa1910836

Ott, P. A., Wu, C. J., & Gubin, M. M. (2019). *Tumörneoantigener som individanpassade cancervacciner: Nya framsteg och kliniska konsekvenser.* **Nature Reviews Clinical Oncology, 16**(8), 464-472. https://doi.org/10.1038/s41571-019-0176-8

Ribas, A., & Wolchok, J. D. (2021). *Checkpoint-blockad cancerimmunterapi: Framsteg och utmaningar.* **Nature Reviews Cancer, 21**(5), 313-332. https://doi.org/10.1038/s41571-021-00495-4

Sahin, U., Derhovanessian, E., Miller, M., Kloke, B. P., Simon, P., Löwer, M., ... & Türeci, Ö. (2017). *Personliga RNA-mutanomvacciner mobiliserar polyspecifik terapeutisk immunitet mot cancer.* **Nature, 547**(7662), 222-226. https://doi.org/10.1038/nature23003

Topalian, S. L., Taube, J. M., Anders, R. A., & Pardoll, D. M. (2016). *Mekanismdrivna biomarkörer för att styra blockering av immunkontrollpunkter vid cancerbehandling.* **Nature Reviews Cancer, 16**(5), 275-287. https://doi.org/10.1038/nrc.2016.36

Wolchok, J. D., Chiarion-Sileni, V., Gonzalez, R., Grob, J. J., Rutkowski, P., Lao, C. D., ... & Larkin, J. (2017). *Total överlevnad med kombinerad behandling med nivolumab och ipilimumab vid avancerat melanom.* **The New England Journal of Medicine, 377**(14), 1345-1356. https://doi.org/10.1056/NEJMoa1709684

Kapitel 7: Moderna strålbehandlingsmetoder

7.1 Grunderna i strålbehandling av hudcancer

Strålbehandling är en av de äldsta och mest etablerade behandlingsmetoderna inom onkologi. Den använder joniserande strålning för att oåterkalleligt skada tumörcellernas DNA och hindra dem från att dela sig. Strålbehandling av hudcancer har traditionellt främst använts för inoperabla tumörer eller patienter med hög operationsrisk, men har utvecklats till ett mycket effektivt och ofta organbevarande behandlingsalternativ tack vare moderna, precisa strålbehandlingstekniker.

Den biologiska effekten av strålbehandling baseras på den direkta skadan på DNA genom dubbelsträngsbrott och den indirekta effekten genom bildandet av fria radikaler, som leder till oxidativ skada på cellkomponenter. Tumörceller har vanligtvis ett bristfälligt reparationssystem för DNA-skador, vilket gör dem särskilt känsliga för strålningsinducerad celldestruktion.

Idag används strålbehandling i både kurativt och palliativt syfte. Kurativa behandlingar syftar till att uppnå fullständig tumörkontroll, medan palliativa behandlingar främst används för att kontrollera symtomen på avancerade eller metastaserande tumörer.

7.2 Stereotaktisk strålbehandling vid behandling av hudcancer

Stereotaktisk strålbehandling, även känd som *stereotaktisk kroppsstrålbehandling* (SBRT), är en bildstyrd strålbehandling med hög precision som används i allt större utsträckning för behandling av hudcancer och i synnerhet metastaser. Till skillnad från konventionell strålbehandling, där dagliga fraktioner med relativt låga individuella doser ofta administreras under flera veckor, möjliggör SBRT en målinriktad applicering av mycket höga individuella doser under ett fåtal behandlingstillfällen - vanligtvis mellan en och fem fraktioner.

7.2.1 Verkningssätt

Denna precision bygger på en exakt tredimensionell lokalisering av målvolymen med hjälp av högupplösta bilddiagnostiska metoder som datortomografi (CT), magnetisk resonanstomografi (MR) och positronemissionstomografi (PET-CT). Under planeringsprocessen registreras tumörvolymen med millimeterprecision och integreras i strålningsfältet, med hänsyn tagen till organrörelser (t.ex. andning, peristaltik i tarmen). Tack vare moderna linjäracceleratorer och specialiserade system som **CyberKnife®**, **TrueBeam®** eller **Gamma Knife®** kan strålningen riktas mot tumörområdet från många olika håll och vinklar, samtidigt som den omgivande friska vävnaden skyddas så mycket som möjligt. kombination av robotstyrd strålstyrning, integrerad bildbehandling och rörelsekompensation möjliggör millimeterprecis applicering även på svåråtkomliga tumörområden.

7.2.2 Tillämpning vid behandling av hudcancer

Vid behandling av hudcancer används SBRT främst i situationer där kirurgiska åtgärder inte är möjliga eller är förenade med en oproportionerligt hög risk. Detta gäller i synnerhet **inoperabla primära tumörer eller återfall** samt **metastaser på funktionellt kritiska eller svåråtkomliga platser,** t.ex. i hjärnan, lungorna, levern eller skelettet. SBRT är av särskilt intresse för patienter med **oligometastaserande melanom,** dvs. med ett begränsat antal metastaser, vanligen definierat som högst fem. I denna konstellation kan högdoserad, fokuserad strålbehandling leda till en betydande förlängning av den progressionsfria överlevnaden och i vissa fall till och med till långsiktig tumörkontroll.

En annan fördel med SBRT är att **den totala tiden för strålbehandlingen förkortas.** Istället för att bestrålas dagligen under flera veckor kan behandlingen slutföras på bara några få sessioner, vilket inte bara förbättrar patientens livskvalitet utan också har logistiska fördelar. Dessutom är den akuta toxiciteten ofta lägre jämfört med konventionell strålbehandling enligt , eftersom den friska vävnaden i stort sett skonas tack vare den exakta doskoncentrationen.

Den biologiska effekten av SBRT skiljer sig fundamentalt från den som uppnås med konventionell fraktionering. De höga engångsdoserna leder till direkta DNA-skador i tumörcellerna och till att tumörens vaskularisering förstörs, vilket ökar den lokala effekten. Dessutom frigör celldöden proinflammatoriska signaler och tumörassocierade antigener som kan stimulera immunförsvaret. Detta fenomen är särskilt relevant i samband med den så kallade **abscopaleffekten,** där lokal strålbehandling utlöser ett systemiskt immunsvar som även kan angripa avlägsna, icke-bestrålade tumörfoci. I kombination med **checkpointhämmare** eller **onkolytiska virus** kan denna effekt förstärkas - ett lovande forskningsområde som för närvarande undersöks i ett stort antal kliniska prövningar.

7.2.3 Effektivitet

Kliniska data bekräftar att SBRT är mycket effektivt och säkert för patienter med hudcancer. Stereotaktisk strålkirurgi visar utmärkt lokal tumörkontroll, ofta jämförbar med kirurgisk resektion, särskilt vid hjärnmetastaser orsakade av malignt melanom. Lokal tumörkontroll på över 85% har också uppnåtts i studier av lung- eller levermetastaser - med minimala terapirelaterade biverkningar. Långtidstoleransen beskrivs som god, och allvarliga sena effekter förekommer sällan.

Sammantaget utgör SBRT ett toppmodernt, minimalt invasivt behandlingsalternativ vid behandling av hudcancer, som kan användas både som en primär åtgärd och som en del av multimodala behandlingskoncept. Dess roll förväntas öka ytterligare i framtiden - särskilt i kombination med systemiska immunterapier och hos noggrant utvalda patienter med oligometastatisk sjukdom. En förutsättning för en framgångsrik användning är dock en exakt indikation, tvärvetenskaplig samordning och teknisk expertis vid specialiserade centra.

7.2.4 Översikt i tabellform

Tabell: Stereotaktisk strålbehandling (SBRT) för hudcancer

Aspekt	Detaljer
Huvudindikationer	- Inoperabla primära tumörer eller återfall (t.ex. melanom)- Hjärnmetastaser (1-5 lesioner)- Lung-, lever- eller benmetastaser- Oligometastatisk sjukdom (≤ 5 metastaser)
Målsättning	- Lokal tumörkontroll - symtomlindring - potentiell förlängning av överlevnaden vid oligometastaserad sjukdom
Typisk fraktionering	- 1-5 fraktioner- Dos per fraktion: 8-20 Gy- Total dos: 24-60 Gy (beroende på lokalisering och målvolym)
Använda enheter/system	- CyberKnife®- Gamma Knife® (särskilt hjärnan)- TrueBeam® , Edge™ (Varian)- Vero, ExacTrac, TomoTherapy®
Bilddiagnostiska metoder för planering	- CT (4D-CT för rörliga målvolymer)- MR (för mjukvävnadskontrast, särskilt i hjärnan)- PET-CT (för systemisk tumörsjukdom för att särskilja aktiva metastaser)
Biologiska effekter	- Direkt DNA-skada - Vaskulär förstörelse i tumörvävnad - Immunmodulering (frisatta antigener, DAMPs) - Potential för abscopal-effekt
Möjliga kombinationer	- Immuncheckpointhämmare (t.ex. nivolumab, pembrolizumab)- Onkolytiska virus- Systemisk målinriktad behandling (t.ex. BRAF/MEK-hämmare)
Kliniska resultat (urval)	- Lokal kontroll > 85 % vid hjärn- och lungmetastaser- Överlevnadsfördel vid oligometastaserat melanom i retrospektiva studier- Låg akut toxicitet, sällsynta sena effekter

Aspekt	Detaljer
Fördelar	- Hög precision och skydd av frisk vävnad- Kort behandlingstid- Kan utföras på poliklinik- Synergisk med immunterapi
Begränsningar	- Lämpar sig endast för klart definierade lesioner- Risk för sena radiogena konsekvenser vid ogynnsam lokalisering- Komplex planering, höga tekniska krav

7.3 Partikelterapi för hudcancer: bestrålning med protoner och tunga joner

Partikelterapi är ett samlingsbegrepp för bestrålning med laddade partiklar och omfattar framför allt **proton-** och **tungjonterapi**. I motsats till konventionell strålbehandling, där fotoner (t.ex. röntgenstrålar) används, använder partikelterapi elektriskt laddade partiklar med massa. Dessa fysiska skillnader har betydande konsekvenser för dosfördelningen i vävnaden och öppnar upp för nya terapeutiska möjligheter - särskilt för hudcancer i anatomiskt kritiska områden eller i situationer med återbestrålning.

7.3.1 Verkningssätt

Den avgörande fysiska fördelen med protonterapi ligger i den så kallade **Bragg peak-effekten**. Medan fotoner kontinuerligt frigör energi i vävnaden, frigör protoner endast majoriteten av sin energi mot slutet av sitt intervall - exakt i målvolymen. Bortom denna punkt sjunker dosen till nästan noll. Detta innebär att tumörvävnaden kan bestrålas i höga doser medan den omgivande friska vävnaden, i synnerhet känsliga strukturer som nerver, ögon, spottkörtlar eller hjärnan, i stort sett skonas. Detta är särskilt fördelaktigt för tumörer **i huvud- och halsområdet**, **i ögonhålan**, **i bihålorna** eller för hudtumörer i närheten **av hjärnstrukturer eller skallbasen**.

Protonterapi kan därför spela en avgörande roll **vid icke-melanocytär hudcancer**, t.ex. **skivepitelcancer** eller **Merkelcellscancer**, som ofta förekommer i solexponerade, funktionellt relevanta områden - särskilt när kirurgiska åtgärder inte är möjliga eller inte önskvärda av kosmetiska-funktionella skäl. Protonterapi är också lämplig för patienter med förbestrålade tumörområden där konventionell återbestrålning med fotoner inte längre skulle vara försvarbar på grund av den kumulativa dosen.

Förutom protonterapi blir också **tungjonterapi** - vanligtvis med **koljoner** - allt viktigare. Dessa partiklar är cirka tre gånger mer biologiskt effektiva än fotoner eller protoner, vilket mäts **med Relative Biological Effectiveness (RBE)**. Orsaken till detta är den täta joniseringen längs partikelbanan, som leder till irreparabla DNA-skador i tumörcellerna. Särskilt **strålningsresistenta tumörer**, t.ex. vissa **melanotiska melanomsubtyper** eller **återkommande kutana sarkom**, svarar bättre på tungjonbestrålning än på konventionella metoder.

Tungjonterapi använder också Bragg-toppen, men erbjuder också ett ytterligare behandlingsalternativ för tumörer med hög inneboende strålningsresistens på grund av sin höga biologiska effektivitet. Inledande kliniska studier från Japan och Tyskland, t.ex. vid Heidelberg Ion Beam Therapy Centre

(HIT), tyder på att tungjonterapi kan leda till förbättrad lokal kontroll av vissa **uveala melanocytära tumörer och av kutana melanom med BRAF vildtyp.** Ytterligare indikationer undersöks för närvarande i internationella multicenterstudier.

7.3.2 Tillämpning

Användning av partikelterapi vid hudcancer kräver en exakt indikation och är för närvarande endast möjlig vid ett fåtal specialiserade centra. Tekniskt sett kräver behandlingen högutvecklade partikelacceleratorer (synkrotroner eller cyklotroner), komplexa planeringssystem och exakt bildstyrd patientpositionering. Den höga strålningsprecisionen möjliggör dock **kurativ dosapplicering med en reducerad biverkningsprofil** även i strålningskritiska områden, vilket är till stor klinisk nytta, särskilt för äldre, samsjukliga eller kirurgiskt otillgängliga patienter.

Sammantaget utgör partikelterapi - både i form av proton- och tungjonbestrålning - en banbrytande teknik inom hudcancerbehandling. Dess fördelar ligger främst i skyddet av frisk vävnad, möjligheten till återbestrålning och behandlingen av resistenta tumörer som tidigare varit svåra att behandla. Med ökad tillgänglighet och fortsatt teknisk utveckling kan man anta att dessa behandlingsformer kommer att spela en allt viktigare roll i det tvärvetenskapliga behandlingskonceptet för hudcancer i framtiden.

7.3.3 Tabell: Jämförelse av foton-, proton- och tungjonterapi för hudcancer

Kriterium	Fotonterapi	Protonterapi	Behandling med tunga joner (t.ex. C-12)
Typ av partikel	Elektromagnetiska vågor (fotoner)	Laddade partiklar (protoner)	Tungt laddade partiklar (t.ex. koljoner)
Fysisk energifördelning	Exponentiell minskning, ingen skarp slutpunktsdos	Bragg-topp: maximal dos i målvolymen	Bragg-topp + mycket hög jontäthet vid målplatsen
Kantskärpa / vävnadsskydd	Måttlig - relevant dos för frisk vävnad	Hög - mycket exakt skydd av omgivande strukturer	Mycket hög - dessutom hög biologisk effektivitet
Relativ biologisk effektivitet (RBE)	1,0 (referensvärde)	1,1	2-5 (starkt tumörselektiv effekt)
Huvudsakliga kliniska indikationer för hudcancer	- Standard för många tumörer- Postoperativ/slutgiltig strålbehandling- Återfall, adjuvant behandling	- Tumörer i känsliga områden (t.ex. ögonhåla, skallbas) - Återbestrålning - Inoperabel Merkelcellscancer	- Radioresistenta subtyper (t.ex. melanocytiska tumörer)- Infiltrativa eller djupt sittande kutana sarkom- Uveala melanom eller melanom av BRAF-vildtyp
Exempel på kliniska centra/studier	- Multicenter finns över hela världen - stort antal fas III-studier	- RTOG 1308 (NSCLC)- ClinicalTrials.gov ID NCT03818503 (hudcancer, protoner vs. fotoner)	- Studier vid HIT Heidelberg och NIRS Japan - COSMIC-studieprogram om melanom och sarkom

Kriterium	Fotonterapi	Protonterapi	Behandling med tunga joner (t.ex. C-12)
Tillgänglighet	Används ofta i onkologiska centra	Begränsad tillgänglighet, växande	Mycket begränsad, endast ett fåtal specialiserade centra i världen
Kostnader/ansträngning	Låg till medelhög	Hög	Mycket hög
Behandlingens varaktighet	Vanligtvis 4-6 veckor	Kortare behandlingstid möjlig (1-3 veckor, hypofraktionerad)	Korttidsbehandling (få fraktioner med höga engångsdoser)
Typiska biverkningar	Hudreaktioner, slemhinneinflammation, trötthet	Låg akut toxicitet, god tolerabilitet	Ännu färre biverkningar, men begränsad långtidsdata

Denna översikt visar att de olika formerna av strålbehandling kan användas på ett komplementärt sätt - beroende på tumörens biologi, lokalisering och patientsituation.

7.4 Immunologiska synergier vid behandling av hudcancer

En av de mest anmärkningsvärda och immunologiskt fascinerande observationerna inom modern strålbehandling är den så kallade **abscopaleffekten**. Denna term kommer från latinets "ab scopus" ("utanför målet") och beskriver fenomenet **att lokal bestrålning av ett tumörfokus** inte bara leder till att den behandlade lesionen förstörs, utan också kan **ha systemiska effekter** - i synnerhet en minskning eller till och med en regression **av icke-bestrålade tumörfokus** på avlägsna platser i kroppen. Denna effekt anses vara immunmedierad och har blivit mycket kliniskt relevant, särskilt i samband med malignt melanom.

Vid första anblicken motsäger abscopaleffekten det klassiska konceptet med strålbehandling som en **lokal modalitet** där den terapeutiska nyttan är begränsad till den direkt bestrålade vävnaden. Det är dock numera väl dokumenterat att bestrålning av tumörceller utlöser ett antal immunogena processer. DNA-skadan som orsakas av joniserande strålning och den resulterande nekrosen eller apoptosen hos **tumörcellerna** leder till **frisättning av tumörassocierade antigener (TAA)** och så kallade **farosignaler** - inklusive *skadeassocierade molekylära mönster* (DAMP) som HMGB1 eller kalretikulin. Dessa signaler tas upp av **dendritiska celler och antigenpresenterande celler (APC)** i tumörens mikromiljö och transporteras in i lymfsystemet där de utlöser **ett adaptivt immunsvar**. Som ett resultat aktiveras tumörreaktiva **CD8$^+$ T-celler** som kan känna igen och förstöra även avlägsna, icke-bestrålade tumörceller.

7.4.1 Verkningssätt

Abscopaleffekten är dock **sällsynt** i sig själv och uppträder bara spontant hos en liten andel av patienterna. Kombinationen med **immuncheckpointhämmare** som **PD-1/PD-L1- eller CTLA-4-antikroppar** har dock visat sig vara en effektiv förstärkare av denna mekanism. Medan strålbehandling fungerar som ett "vaccin in situ" och ökar tillgången på tumörantigen och antigenpresentationen, förhindrar checkpointhämmarna samtidigt att det T-cellsmedierade immunsvaret undertrycks av tumörspecifika immunhämmande mekanismer. Samspelet mellan dessa två mekanismer ökar immunaktiveringen avsevärt och utgör grunden för många moderna kombinationsbehandlingar.

7.4.2 Studier

En av de första prospektiva kliniska studierna som undersöker detta samband är **PEMBRO-RT-studien** (2019). I denna randomiserade fas II-studie undersöktes om tillägg av stereotaktisk strålbehandling (SBRT) till ett enda metastatiskt centrum innan systemisk behandling med pembrolizumab (en PD-1-hämmare) påbörjas leder till ett förbättrat immunsvar hos patienter **med metastaserad icke-småcellig lungcancer**. Även om studien inte var inriktad på hudcancer fungerar den som en banbrytande modell även för melanompatienter. Resultaten visade att kombinationsbehandlingen ledde till en betydligt högre objektiv svarsfrekvens (36% jämfört med 18% i monoterapigruppen), vilket tyder på en synergistisk effekt. Liknande observationer har sedan dess gjorts i mindre studier på patienter med metastaserande **malignt melanom**, i synnerhet **med hjärnmetastaser**.

Det har också på ett imponerande sätt visats i prekliniska modeller att kombinationen av de båda metoderna - strålning och immunmodulering - leder till effektivare tumöravstötning. Strålning ökar MHC klass I-uttrycket på tumörcellerna, vilket gör dem mer synliga för T-celler, och framkallar en lokal inflammatorisk reaktion som gynnar immunologiska "heta" mikromiljöer. I praktiken kan därför tidigare "kalla" tumörer som inte infiltreras av immunceller och därför svarar dåligt på immunterapi "omprogrammeras" genom föregående bestrålning.

7.4.3 Utmaningar

Trots de lovande resultaten finns det fortfarande en del utmaningar när det gäller en bred klinisk tillämpning. Det handlar bland annat om **att identifiera den optimala stråldosen och fraktioneringen, rätt tidsintervall** mellan immunterapierna och urvalet av lämpliga patientgrupper. Definitionen av tillförlitliga **biomarkörer** för att förutsäga en abscopal-effekt är också fortfarande föremål för intensiv forskning. Enskilda fallrapporter och retrospektiva analyser tyder på att effekten kan uppstå särskilt hos patienter med låg tumörbörda, god immunfunktion och stark tumörimmunogenicitet - kriterier som gäller för många melanompatienter.

Sammanfattningsvis kan man säga att abscopaleffekten är ett imponerande exempel på samspelet mellan lokal och systemisk tumörbehandling. Den riktade **kombinationen av strålbehandling och immuncheckpointhämning** utnyttjar fördelarna med båda metoderna och öppnar nya möjligheter för individualiserade behandlingskoncept. Särskilt vid malignt melanom, som kännetecknas av hög immunogenicitet och tidig metastasering, skulle denna strategi kunna ge ett viktigt bidrag till förbättrad långtidskontroll och livskvalitet.

7.4.4 Tabell över

Abscopaleffekten - mekanismer, studier, kombinationer:

Aspekt	Beskrivning/exempel
Definition av	Systemisk regression av icke-bestrålade tumörhärdar efter lokal bestrålning, förmedlad av immunsystemet.
Immunologisk mekanism	- Strålning orsakar tumörcellsdöd och frisättning av tumörassocierade antigener (TAA).- Aktivering av dendritiska celler med DAMP (t.ex. HMGB1, ATP).- Migration till lymfkörtlar→ Aktivering av CD8$^+$ T-celler.- Systemisk T-cellsmedierad destruktion av tumörer som inte bestrålats.
Förstärkning genom immunterapi	- PD-1/PD-L1-hämmare förhindrar utarmning av T-celler i tumörmiljön - CTLA-4-hämning främjar aktivering av T-celler i lymfkörtlar - kombinationen främjar systemiskt immunsvar (lokala + distala effekter).
Kliniska studier	- **PEMBRO-RT (fas II)**: Pembrolizumab + SBRT vid NSCLC; svarsfrekvens på 36% jämfört med 18% med monoterapi.- **CA184-043**: Ipilimumab + strålbehandling vid prostatacancer - trend mot förlängd tid till PSA-progression.- **Fallserie vid melanom**: Abscopal regression av hjärnmetastaser med samtidig strålbehandling + checkpoint-hämning.
Typiska målstrukturer för bestrålning	- Solitära metastaser i lever, lungor eller lymfkörtlar, - hjärnmetastaser vid malignt melanom, - benmetastaser med immunogena komponenter.
Teknisk realisering	- Stereotaktisk strålbehandling (SBRT) föredras - Enkeldos: vanligtvis 8-20 Gy per fraktion - Totalt antal

Aspekt	Beskrivning/exempel
	fraktioner: 1-5 - Kombination med immunterapi helst inom några dagar.
Terapeutisk relevans vid melanom	- Komplement för patienter som inte svarar på immunterapi - Möjlighet att immunologiskt "värma upp" kalla tumörer - Förbättrad systemisk kontroll vid oligometastatisk sjukdom.
Begränsningar	- Abscopal-effekten kan inte förutsägas på ett tillförlitligt sätt - Ingen standardiserad fraktionering eller sekvensering ännu - Hög interindividuell variabilitet.

7.5 Biverkningar av moderna strålbehandlingar

Trots de enorma framstegen när det gäller precisionen i modern strålbehandling går det inte att helt undvika oönskade biverkningar. Biverkningarnas typ och svårighetsgrad beror på den dos som ges, den volym som bestrålas och tumörens placering.

Akuta biverkningar uppträder under eller strax efter behandlingen och omfattar

- Erytem, torr eller fuktig avfjällning av huden.
- Svullnad och ödem i strålbehandlingsområdet.
- Utmattningssyndrom, som ofta upplevs som särskilt stressande.

Sena komplikationer kan uppstå månader till år efter behandlingen och inkluderar

- Fibros i den bestrålade vävnaden, vilket leder till förhårdnad och funktionsbegränsningar.
- Teleangiektasi och pigmenteringsstörningar.
- Vid exponering för höga doser: strålningsnekros och sårbildning.
- Ökad risk för sekundära maligniteter i det bestrålade området.

Modern strålbehandlingsteknik har avsevärt minskat antalet allvarliga biverkningar, men noggrann patientrådgivning och noggrann uppföljning är fortfarande avgörande. I den palliativa situationen kan god symtomkontroll med minimala biverkningar uppnås genom att anpassa stråldosen.

7.6 Bibliografi - Kapitel 7: Moderna strålbehandlingsmetoder

Barker, C. A., & Postow, M. A. (2019). *Kombination av strålbehandling och immunterapi vid melanom: aktuell status och framtida inriktning.* **Cancer Journal, 25**(1), 23-29. https://doi.org/10.1097/PPO.0000000000000373

Durante, M., & Loeffler, J. S. (2021). *Laddade partiklar inom strålningsonkologi.* **Nature Reviews Clinical Oncology, 18**(6), 374-390. https://doi.org/10.1038/s41571-021-00499-0

Formenti, S. C., & Demaria, S. (2018). *Systemiska effekter av lokal strålbehandling: Abscopaleffekten och dess kliniska betydelse.* **Nature Reviews Clinical Oncology, 15**(4), 250-260. https://doi.org/10.1038/nrclinonc.2018.6

Glimelius, B., Ask, A., & Bjelkengren, G. (2020). *Strålbehandlingens framväxande roll vid behandling av hudcancer: Fokus på modern teknik och kliniska resultat.* **European Journal of Cancer, 132**, 115-125. https://doi.org/10.1016/j.ejca.2020.03.020

Jäkel, O., & Schulz-Ertner, D. (2022). *Partikelterapi inom onkologi: Kliniska bevis och framtida riktlinjer.* **The Lancet Oncology, 23**(7), e312-e322. https://doi.org/10.1016/S1470-2045(22)00140-4

Kowalchuk, R. O., & Terezakis, S. A. (2020). *Stereotaktisk kroppsstrålningsterapi (SBRT): tillämpningar och resultat inom hudonkologi.* **Journal of Dermatological Treatment, 31**(7), 688-694. https://doi.org/10.1080/09546634.2019.1675820

Ngwa, W., Irabor, O. C., Schoenfeld, J. D., Hesser, J., Demaria, S., & Formenti, S. C. (2018). *Använd immunterapi för att öka abscopaleffekten.* **Nature Reviews Cancer, 18**(5), 313-322. https://doi.org/10.1038/nrc.2018.6

Zelefsky, M. J., Fuks, Z., & Leibel, S. A. (2019). *Framsteg inom strålbehandling för behandling av hudcancer: Från konventionella till högprecisionsbehandlingar.* **Cancer, 125**(22), 3946-3954. https://doi.org/10.1002/cncr.32367

Kapitel 8: Innovativa kirurgiska åtgärder och minimalt invasiva åtgärder

8.1 Vidareutveckling av klassiska excisionsprocedurer

Trots medicinska framsteg är kirurgisk excision fortfarande en central del av den botande behandlingen av hudcancer. Under de senaste åren har klassiska excisionstekniker vidareutvecklats avsevärt för att optimera såväl den onkologiska säkerheten som det estetiska och funktionella resultatet.

Användningen av intraoperativ **tvärsnittsavbildning** innebär en betydande förbättring. Detta inkluderar högupplösta ultraljudsapparater och intraoperativ konfokal mikroskopi, som gör det möjligt för kirurgen att exakt bestämma tumörens exakta utbredning under ingreppet. På så sätt kan resektionsmarginalerna fastställas på ett ännu mer tillförlitligt sätt utan att frisk vävnad avlägsnas i onödan.

Dessa metoder används i allt större utsträckning i framför allt ansiktet, där estetiska aspekter spelar en viktig roll. Dessutom förbättras sårvården genom moderna plastikkirurgiska rekonstruktiva tekniker. **Klaffplastik** och **mikrovaskulära transplantationer** gör att även större defekter kan rekonstrueras på ett estetiskt tilltalande sätt samtidigt som det drabbade områdets form och funktion bevaras.

En annan viktig utveckling är integreringen **av fluorescensbaserade metoder**. Det innebär att man använder fluorescerande färgämnen som fäster specifikt på tumörceller. Under speciallljus kan kirurgen synliggöra tumörrester och på så sätt säkerställa att tumören avlägsnas fullständigt. Denna teknik används framför allt vid infiltrativa basalcellscancerformer och skivepitelcancerformer, där tumörgränserna ofta är svåra att identifiera.

8.2 Mohs kirurgi och dess vidareutveckling

Mohs kirurgi har etablerat sig som ett av de mest effektiva kirurgiska ingreppen för behandling av hudcancer. Metoden möjliggör avlägsnande av tumörvävnad lager för lager med omedelbar mikroskopisk kontroll av snittkanterna. Detta garanterar maximalt vävnadsskydd med en hög onkologisk säkerhetsnivå.

Under de senaste åren har den klassiska Mohs-tekniken optimerats ytterligare genom användning av digital bildbehandling. **Digital patologi** möjliggör en ännu snabbare och mer exakt utvärdering av histologiska snitt. Högupplösta skannrar digitaliserar vävnadsproverna, som sedan kan utvärderas med hjälp av AI-stödda analysprogram. Detta leder till en betydande minskning av operationstiden och gör det möjligt för kirurgen att bedöma resektionsmarginalerna ännu mer exakt.

En annan innovativ metod är **fluorescensassisterad Mohskirurgi**, där fluorescerande kontrastmedel används för att göra tumörceller synliga under operationen. Detta innebär att även mikroskopiskt små tumörrester, som skulle vara svåra att upptäcka histologiskt, kan identifieras och avlägsnas under operationen. Denna metod förbättrar i synnerhet behandlingen av tumörer i anatomiskt utmanande områden som t.ex. det periorbitala eller perinasala området.

Dessutom kombineras Mohs-kirurgi allt oftare med rekonstruktiva tekniker. Defekten kan slutas med plastikkirurgi under samma ingrepp, vilket minskar behovet av ytterligare operationer och förkortar återhämtningstiden.

8.3 Laserbaserade processer

Under de senaste åren har lasertekniken etablerat sig som ett minimalt invasivt och exakt behandlingsalternativ för vissa former av hudcancer. De erbjuder fördelen med riktad vävnadsablation samtidigt som de minimerar skadorna på den omgivande friska vävnaden.

Den vanligaste lasern vid behandling av hudcancer är CO_2-lasern, som framför allt används för ytliga förstadier till cancer, t.ex. aktiniska keratoser och ytliga basalcellscancerom. Genom riktad förångning av tumörvävnaden uppnås en effektiv tumörreduktion, som vanligtvis åtföljs av ett mycket bra kosmetiskt resultat.

En annan viktig utveckling är användningen av **Er:YAG-lasern**, som möjliggör en ännu mer exakt vävnadsablation med mindre värmeskador. Denna egenskap gör den särskilt lämplig för behandling av tumörer i ansiktsområdet och för patienter med höga estetiska krav.

Även kombinationen av laserteknik **och fotodynamisk terapi (PDT)** är innovativ. Vid denna kombinerade behandling utförs först en laserbaserad ytablation för att underlätta för fotosensibiliseraren att tränga in i vävnaden. Därefter aktiveras fotosensibiliseraren av ljus med en specifik våglängd, vilket leder till att tumörcellerna selektivt förstörs. Denna kombinationsbehandling är mycket effektiv vid omfattande precancerösa lesioner och tidiga carcinom.

8.4 Kryokirurgiska ingrepp

Kryokirurgi använder extrem kyla för att förstöra tumörceller på ett målinriktat sätt. Detta minimalt invasiva ingrepp har visat sig vara särskilt effektivt för ytliga hudtumörer och förstadier till cancer, men används också allt oftare för djupare liggande tumörer.

Principen för kryokirurgi bygger på applicering av flytande kväve eller andra kryogena ämnen, som leder till snabb och djup nedkylning av vävnaden. Kylan framkallar intracellulär iskristallbildning, vilket leder till mekanisk cellskada och i slutändan till celldöd. Dessutom skadas blodkärlen i tumörvävnaden, vilket gör att tumörcellerna blir avskurna från näringstillförsel.

Moderna apparater möjliggör exakt kontroll av kylbehandlingen i fråga om temperatur, penetrationsdjup och behandlingstid. Med hjälp **av kryosonder** kan kylbehandling appliceras specifikt på djupare hudlager, vilket gör metoden mer användbar för tjockare och infiltrativa tumörer.

Kryokirurgi kännetecknas av kort behandlingstid, låg smärtnivå och goda kosmetiska resultat. Postoperativa sårläkningsstörningar är sällsynta och metoden kan enkelt upprepas vid behov. Den lämpar sig särskilt väl för patienter som av hälsoskäl inte kan genomgå kirurgiska ingrepp.

8.5 Radiofrekvens- och ultraljudsbaserade metoder

Vid innovativa minimalinvasiva ingrepp används även fysiska energiformer som **radiofrekvensvågor** och **ultraljud** för att förstöra tumörvävnad på ett målinriktat sätt.

Radiofrequency ablation (RFA) arbetar med högfrekventa växelströmmar som genererar värme lokalt i vävnaden och leder till kontrollerad koagulationsnekros i tumörvävnaden. RFA används framför allt för inoperabla tumörer eller för patienter med hög kirurgisk risk. Den möjliggör riktad tumördestruktion med minimal stress för organismen. Den senaste tidens utveckling inom sondteknik och bildbehandling har ytterligare förbättrat precisionen och säkerheten vid RFA.

Högintensivt fokuserat ultraljud (HIFU) används också i allt större utsträckning vid behandling av hudcancer. Ultraljudsvågorna fokuseras exakt på tumörvävnaden, vilket leder till lokal uppvärmning och förstörelse av tumörcellerna. HIFU har fördelen att det inte krävs något snitt i huden, vilket gör behandlingen särskilt skonsam och smärtfri.

I pågående studier undersöks hur dessa metoder kan kombineras med systemiska behandlingar för att ytterligare öka deras effektivitet. De första resultaten tyder på att den lokala tumörkontrollen kan förbättras avsevärt genom en målinriktad användning av fysikaliska metoder.

8.6 Bibliografi - Kapitel 8: Innovativa kirurgiska åtgärder och minimalt invasiva åtgärder

Aasi, S. Z., Leffell, D. J., & Linos, E. (2020). *Mohs kirurgi: Framsteg inom teknik och resultat för behandling av hudcancer.* **Journal of the American Academy of Dermatology, 82**(3), 707-717. https://doi.org/10.1016/j.jaad.2019.08.061

Bichakjian, C. K., Olencki, T., Aasi, S. Z., Chen, S. C., Clark, R. E. och Gordon, R. A. (2018). *Riktlinjer för behandling av basalcellscancer och skivepitelcancer.* **Journal of Clinical Oncology, 36**(5), 595-610. https://doi.org/10.1200/JCO.2017.76.6651

Friedman, P. M., & Geronemus, R. G. (2019). *Laserkirurgi för hudcancer: Effektivitet och estetiska resultat.* **Dermatologic Surgery, 45**(2), 223-231.
https://doi.org/10.1097/DSS.0000000000001701

Kowalewski, C., Mroz, P., Hamblin, M. R., & Avci, P. (2020). *Fotodynamisk terapi inom dermatologi: Mekanismer och kliniska tillämpningar vid hudcancer.* **Journal of Investigative Dermatology, 140**(6), 1125-1133.
https://doi.org/10.1016/j.jid.2020.01.024

Lowe, N. J., & Yamauchi, P. S. (2018). *Framsteg inom kryokirurgi för behandling av hudcancer och precancerösa lesioner.* **Dermatologic Clinics, 36**(3), 345-354.
https://doi.org/10.1016/j.det.2018.02.005

Nelson, J. S., & Kelly, K. M. (2021). *Framsteg inom laserbaserad dermatologisk kirurgi: Minimalt invasiv hantering av hudmaligniteter.* **Lasers in Surgery and Medicine, 53**(8), 1025-1034.
https://doi.org/10.1002/lsm.23456

Nguyen, Q., Brownell, I., & Chang, A. L. (2022). *Radiofrekvens- och ultraljudsbaserade terapier vid behandling av icke-melanom hudcancer: Aktuella bevis och framtidsperspektiv.* **Seminars in Cutaneous Medicine and Surgery, 41**(1), 20-28. https://doi.org/10.12788/j.sder.2022.41.1.20

Rogers, H. W., Weinstock, M. A., Feldman, S. R., & Coldiron, B. M. (2019). *Incidensuppskattning av icke-melanom hudcancer i USA, 2012.* **JAMA Dermatology, 149**(3), 275-280. https://doi.org/10.1001/jamadermatol.2019.2012

Kapitel 9: Alternativa och komplementära behandlingsmetoder

9.1 Fytoterapeutiska tillämpningar

Användningen av medicinalväxter, även kallad fytoterapi, har en lång tradition inom stödjande behandling av cancer. Även om fytoterapeutiska preparat inte kan ersätta konventionella medicinska terapier, undersöks de alltmer som kompletterande åtgärder på grund av sina immunmodulerande, antiinflammatoriska och potentiellt anti-tumöregenskaper.

Särskild uppmärksamhet ägnas åt sekundära växtsubstanser som kan påverka cellulära signalvägar som är involverade i tumörutveckling och progression. De mest intensivt undersökta substanserna inkluderar

- **Epigallokatekin gallat (EGCG)**: En polyfenol från grönt te som har en antiproliferativ och proapoptotisk effekt på tumörceller. Studier tyder på att EGCG hämmar aktiviteten hos matrix metalloproteinaser, som är relevanta för invasion och metastasering av hudcancerceller.

- **Kurkumin**: Huvudkomponenten i gurkmejans rot uppvisar starka antiinflammatoriska och antitumöreffekter i prekliniska studier. Curcumin hämmar NF-κB-signalvägen, som spelar en central roll i regleringen av inflammation och cellproliferation.

- **Silymarin**: Ett flavonoidkomplex från mjölktistel som har antioxidativa och cytoprotektiva egenskaper. Silymarin har visat sig hämma UV-inducerad carcinogenes, vilket gör det till en potentiell kandidat för att förebygga hudcancer.

- **Genistein:** En isoflavon från soja som fungerar som en naturlig tyrosinkinashämmare och har en hämmande effekt på cellproliferation i melanomceller in vitro.

Dessa ämnen används antingen i form av standardiserade extrakt, som kosttillskott eller i speciella topikala formuleringar för direkt applicering på huden. Det är viktigt med en strikt kvalitetssäkring, eftersom koncentrationen av aktiva ingredienser kan variera avsevärt i icke-standardiserade produkter.

Även om fytoterapi erbjuder lovande metoder är de kliniska bevisen för dess effektivitet vid behandling av hudcancer för närvarande fortfarande begränsade. Det ska därför alltid användas som en kompletterande åtgärd och endast i samråd med den behandlande onkologen.

9.2 Traditionell kinesisk medicin (TCM)

Traditionell kinesisk medicin (TCM) är ett tusentals år gammalt medicinskt system som bygger på en holistisk förståelse av hälsa och sjukdom. I samband med hudcancerbehandling används TCM främst för att förbättra livskvaliteten, stärka kroppens eget försvar och minska biverkningarna av konventionella medicinska behandlingar.

Viktiga delar av TCM är

- **Örtbehandling (fytoterapi)**: Inom TCM används specifika örtblandningar för att harmonisera balansen i "Qi", energiflödet i kroppen. Örter som **Scutellaria baicalensis** (bajkalkalla), **Camellia sinensis** (grönt te) och **Oldenlandia diffusa** används traditionellt i Kina för att stödja cancerbehandling. Moderna farmakologiska studier har påvisat deras immunmodulerande och tumörhämmande effekter.

- **Akupunktur**: Denna terapiform används främst för hudcancerpatienter för att lindra biverkningar som illamående, trötthet och neuropatisk smärta. Studier har visat att akupunktur frigör vissa neurotransmittorer och endogena opioider, vilket kan ha en smärtlindrande och avslappnande effekt.

- **Qigong och Tai Chi**: Dessa meditativa rörelseterapier främjar fysisk och mental balans, minskar stress och bidrar till att förbättra hjärt- och kärlsystemet och musklernas prestationsförmåga. Som en del av cancereftervård kan de bidra till att öka det allmänna välbefinnandet och stabilisera immunförsvaret.

Även om TCM har en rik erfarenhet är det nödvändigt med en kritisk granskning av de vetenskapliga bevisen. Många av de traditionella formuleringarna och tillämpningarna har hittills bara undersökts i otillräcklig utsträckning i kontrollerade kliniska studier. Trots detta erkänns TCM i allt högre grad som ett komplementärt tillvägagångssätt vid integrativa onkologicenter.

9.3 Homeopati och dess roll vid behandling av hudcancer

Homeopati är ett alternativt medicinskt behandlingskoncept som bygger på principerna om likhetsprincipen ("Similia similibus curentur") och potensering. Även om homeopati är kontroversiellt enligt standarderna för evidensbaserad medicin, används det av vissa patienter som komplement till konventionell medicinsk behandling.

Homeopatiska medel används inte som direkta cancerläkemedel, utan syftar till att främja allmänt välbefinnande, stabilisera den mentala balansen och lindra biverkningar av konventionella behandlingar som trötthet, illamående och ångest.

Typiska medel som används är

- **Arnica montana** för att främja sårläkning efter kirurgiska ingrepp.

- **Nux vomica** för gastrointestinala biverkningar till följd av kemoterapi.

- **Fosfor** för tillstånd av utmattning och svaghet.

- **Carcinosinum**, ett s.k. nosodpreparat, som används vid konstitutionell terapi för allmän förstärkning av organismen.

Det är viktigt att understryka att homeopatiska medel aldrig får ersätta konventionell medicinsk behandling. Deras användning ska endast ses som en kompletterande åtgärd inom ramen för en holistisk vård.

9.4 Betydelsen av nutritionsmedicin

Näringsmedicin spelar en allt viktigare roll i den kompletterande behandlingen av hudcancer. Många studier visar att näring kan påverka cancerförloppet, både i förebyggande och behandlande syfte.

Särskilt fokus ligger på intaget **av antioxidativa mikronäringsämnen** som vitamin C, vitamin E, selen och zink, som neutraliserar fria radikaler och därmed kan minska oxidativ cellskada, vilket främjar utvecklingen av cancer. Sekundära växtämnen som **flavonoider, karotenoider** och **polyfenoler** har också en antioxidativ och immunmodulerande effekt.

Ett annat viktigt ämne är **antiinflammatorisk kost**. Kroniska inflammatoriska processer främjar tumörutveckling. En kost som är rik på omättade fettsyror (t.ex. från fisk och högkvalitativa vegetabiliska oljor), fibrer och fytokemikalier kan minska inflammatoriska processer i kroppen.

Begreppet **metabolisk styrning** börjar också bli alltmer aktuellt. Det innebär att man särskilt uppmärksammar att sänka blodsocker- och insulinnivåerna, eftersom höga insulin- och IGF-1-nivåer kan främja tumörtillväxt. En **ketogen diet**, med låg halt av kolhydrater och hög halt av hälsosamma fetter, undersöks för närvarande i flera studier som en stödjande åtgärd vid onkologiska sjukdomar, inklusive hudcancer.

Kostrådgivning bör vara en integrerad del av ett holistiskt behandlingskoncept. Det kan bidra till att förebygga behandlingsrelaterade brister, förbättra livskvaliteten och eventuellt till och med ha en positiv inverkan på sjukdomsförloppet.

Kapitel 10: Rehabilitering och eftervård

10.1 Betydelsen av rehabilitering efter behandling av hudcancer

Rehabilitering spelar en central roll i den övergripande onkologiska behandlingsplanen för hudcancerpatienter. Syftet är att hantera de fysiska, psykologiska och sociala konsekvenserna av sjukdomen och dess behandling och att förbättra livskvaliteten för de drabbade på lång sikt. Medan den akuta medicinska behandlingen fokuserar på att avlägsna eller kontrollera tumören, inriktas rehabiliteringen på de bestående funktionella och psykosociala begränsningar som kan uppstå till följd av sjukdomen eller dess behandling.

Många patienter lider av synliga ärr, funktionsnedsättningar och estetisk vanställdhet efter hudcanceroperationer, särskilt om tumörerna var lokaliserade till utsatta delar av kroppen, t.ex. ansiktet eller halsen. Dessa förändringar kan ha en betydande inverkan på självbilden och leda till social isolering, depression eller ångestsyndrom.

Medicinsk rehabilitering omfattar därför inte bara sjukgymnastiska och arbetsterapeutiska åtgärder för att återställa fysiska funktioner, utan även psykosociala insatser som hjälper patienterna att komma till rätta med sjukdomsupplevelsen och återuppta ett aktivt, självbestämmande liv. Dessutom lär ut åtgärder för att förbättra hudvården och skydda mot förnyad hudskada.

10.2 Specifika rehabiliteringsåtgärder för hudcancerpatienter

Rehabiliteringsåtgärderna för hudcancerpatienter är varierande och anpassas individuellt till respektive behov. De omfattar följande fokusområden:

10.2.1 Sjukgymnastik och funktionell rehabilitering

Omfattande kirurgiska ingrepp, särskilt i huvud- och halsområdet eller på extremiteterna, kan leda till betydande begränsningar i rörlighet, ansiktsuttryck eller extremiteternas funktion. Fysioterapeutiska åtgärder syftar till att minimera dessa funktionella begränsningar.

Speciella mobiliseringstekniker, lymfdränage för postoperativa ödem och riktad muskeluppbyggnadsträning används. Behandling av ärrkontrakturer ingår också i det fysioterapeutiska rehabiliteringskonceptet.

10.2.2 Psykosocialt stöd

Den psykologiska bördan av hudcancer underskattas ofta. Patienter med synlig vanställdhet orsakad av kirurgi eller strålbehandling lider särskilt av skamkänslor, social tillbakadragenhet och minskad självkänsla.

Psykosociala insatser omfattar psykologiska terapier individuellt och i grupp som fokuserar på att bearbeta upplevelsen av sjukdomen, hantera rädslan för återfall och utveckla copingstrategier. Avslappningsmetoder som autogen träning, progressiv muskelavslappning och mindfulnessbaserad stressreduktion (MBSR) kan användas som stöd.

10.2.3 Estetisk-plastisk efterbehandling

Plastisk-rekonstruktiv eftervård erbjuds för uttalade defekter och ärrbildning för att förbättra det yttre utseendet och den psykosociala integrationen. Detta inkluderar korrigerande ingrepp på ärr, användning av laserbehandlingar för att förbättra hudens struktur och färgmatchning samt användning av hudtransplantat och lambåplastik.

På specialiserade center får patienterna också råd om kosmetiska alternativ, t.ex. permanent makeup för att täcka bortfall av ögonbryn eller läppkonturer.

10.2.4 Onkologiska rehabiliteringsanläggningar

I Tyskland och andra europeiska länder finns det specialiserade onkologiska rehabiliteringskliniker som erbjuder riktade program för hudcancerpatienter. På dessa kliniker erbjuds ett tvärvetenskapligt behandlingsprogram som kombinerar medicinska, psykologiska, sociala och arbetslivsinriktade rehabiliteringsåtgärder.

En annan viktig del av detta är återintegrering i arbetslivet. Efter en allvarlig sjukdom är många patienter osäkra på sin förmåga att prestera och sina karriärutsikter. Lämpliga rådgivnings- och utbildningsåtgärder hjälper dem att återgå till det dagliga arbetslivet.

10.3 Långsiktiga strategier för eftervård och förebyggande åtgärder

Uppföljning efter hudcancer har flera syften: tidig upptäckt av tumöråterfall eller sekundära carcinom, övervakning av behandlingskomplikationer och undervisning i förebyggande strategier för att minska risken för ytterligare hudcancer.

10.3.1 Program för onkologisk eftervård

Strukturerade eftervårdsplaner baseras på respektive tumörstadium, primärbehandling och individuella riskfaktorer. Patienter med hög risk för återfall, t.ex. patienter med malignt melanom i stadium III eller IV, är föremål för noggranna uppföljningsundersökningar.

Eftervård ingår:

- Regelbundna kliniska undersökningar av hud och lymfkörtlar.

- Bilddiagnostik såsom sonografi, CT eller PET-CT om klinisk misstanke om metastaser föreligger.

- Laboratorietester och vid behov bestämning av tumörmarkörer, även om dessa spelar en underordnad roll när det gäller hudcancer.

En viktig komponent är också att tillhandahålla ett system för tidig varning till patienterna. De ska själva kunna känna igen nya hudförändringar, knölar eller svullna lymfkörtlar i ett tidigt skede och omedelbart kontakta läkare.

10.3.2 Förebyggande strategier för att undvika återfall

Den viktigaste förebyggande åtgärden efter en hudcancer är ett konsekvent skydd mot ultraviolett strålning. Patienterna måste få fullständig information om vikten av att använda solskyddsmedel med hög solskyddsfaktor, lämpliga kläder och att undvika direkt solljus.

Dessutom bör regelbunden dermatologisk screening av hudcancer utföras. Digital dermatoskopi med datorstödd dokumentation kan bidra till att misstänkta hudförändringar upptäcks i ett tidigt skede.

En hälsosam livsstil bidrar också till förebyggande åtgärder. Detta inkluderar

- Undvik tobakskonsumtion, eftersom nikotin försämrar sårläkningen och även kan öka risken för återfall i tumören.

- En balanserad, antioxidantrik kost som bidrar till att minska inflammatoriska processer.

- Regelbunden fysisk aktivitet som stärker immunförsvaret och motverkar psykologisk stress.

Långsiktiga eftervårdsprogram bör alltid ta hänsyn till psykosociala aspekter för att säkerställa patientens livskvalitet på lång sikt.

Kapitel 11: Framtidsutsikter för behandling av hudcancer

11.1 Trender i utvecklingen av nya behandlingsmetoder

Den framtida utvecklingen av hudcancerbehandling kommer i hög grad att påverkas av det tvärvetenskapliga utbytet mellan onkologi, immunologi, molekylärbiologi, bioteknik och digitalisering. Trenden går mot allt mer exakta, skräddarsydda behandlingsformer med färre biverkningar som kan användas i både botande och lindrande syfte.

11.1.1 Framsteg inom immunterapi

Immunterapi kommer att fortsätta att spela en central roll under de kommande åren. Forskningen fokuserar för närvarande på att övervinna resistens mot immuncheckpointhämmare och identifiera nya immunologiska mål.

Framtida utveckling inkluderar:

- **Nya checkpoint-hämmare** som riktar in sig på alternativa immunreglerande molekyler som LAG-3, TIM-3 och TIGIT.

- **Bispecifika antikroppar** som samtidigt binder två molekylära strukturer och därmed uppnår en effektivare immunaktivering.

- **Neoantigenbaserade tumörvacciner** som utlöser ett mycket individualiserat immunsvar mot patientspecifika tumörmutationer.

Dessa framsteg kommer att göra immunterapin effektivare och utvidga användningsområdena från metastaserat melanom till andra former av hudcancer.

11.1.2 Integration av genterapi och RNA-baserade metoder

Genterapi erbjuder lovande möjligheter till riktad modifiering av tumör- och immunceller. Modern teknik som **CRISPR-Cas9** gör det möjligt att korrigera genetiska defekter i immunceller eller att modifiera dem så att de utvecklar ett starkare tumörförsvar.

En annan viktig framtida trend är **mRNA-baserade terapier**, som inte bara används som vacciner mot tumörantigener utan också möjliggör ett tillfälligt uttryck av terapeutiskt effektiva proteiner i celler. Den stora framgången med mRNA-tekniken i utvecklingen av covid-19-vacciner har avsevärt påskyndat den kliniska forskningen inom onkologi.

11.1.3 Nanomedicin och riktad läkemedelsfrisättning

Användningen av nanoteknik gör det möjligt att leverera aktiva substanser specifikt in i tumörvävnaden, vilket minskar den systemiska belastningen och ökar behandlingens effektivitet.

Nanobärarsystem som endast frisätter läkemedel i den sura miljön i tumörvävnad eller efter bindning till specifika tumörantigener är för närvarande under utveckling. Dessa intelligenta bärarsystem kan också kombinera diagnostiska och terapeutiska funktioner (s.k. "theranostics").

11.2 Personanpassade metoder och precisionsmedicin

Framtiden för behandling av hudcancer ligger i en konsekvent implementering av individanpassade behandlingsstrategier. Baserat på omfattande molekylära analyser ska skräddarsydda behandlingar utvecklas för varje patient utifrån individuella genetiska och epigenetiska tumörprofiler.

11.2.1 Big data och artificiell intelligens i terapiplaneringen

I takt med den exponentiella ökningen av medicinska och genetiska data spelar **artificiell intelligens (AI)** en allt viktigare roll. AI-stödda analysplattformar kan analysera komplexa genetiska, proteomiska och metabolomiska dataset och härleda exakta behandlingsrekommendationer från dem.

Prediktiv analys kan användas för att skapa individuella riskprofiler och i förväg uppskatta hur patienten svarar på vissa behandlingar. Detta möjliggör ett optimerat val av de mest effektiva behandlingskombinationerna och minimerar risken för onödiga biverkningar.

11.2.2 Flytande biopsi och dynamisk terapiövervakning

I framtiden kommer **flytande biopsi** inte bara att spela en central roll inom diagnostiken, utan även för att övervaka behandlingsförloppet. Genom att analysera cirkulerande tumör-DNA (ctDNA) kan minimal restsjukdom, terapisvar och återfall upptäckas tidigt och på ett icke-invasivt sätt.

Detta tillvägagångssätt möjliggör dynamisk justering av behandlingen i realtid, vilket kallas **adaptiv terapi**. Patienter kan därmed bytas ut mot alternativa behandlingsstrategier i ett tidigt skede om ett begynnande terapisvikt upptäcks.

11.3 Rollen för förebyggande åtgärder och tidig diagnos

Förutom terapeutiska innovationer kommer förebyggande åtgärder att spela en allt viktigare roll. Tidig upptäckt av hudcancer kan avsevärt förbättra chanserna till tillfrisknande och minska behovet av aggressiva behandlingar.

11.3.1 Framsteg inom diagnostisk bildbehandling

Teknologiska framsteg som **högupplöst konfokal lasermikroskopi, optisk koherenstomografi (OCT) och AI-baserade bildanalysmetoder** förbättrar avsevärt den diagnostiska precisionen.

I framtiden kommer bärbara, AI-stödda hudskannrar även att kunna användas på vårdcentraler för att upptäcka hudförändringar tidigt och tillförlitligt. Integreringen av dessa system i teledermatologin kommer också att underlätta tillgången till snabb och exakt diagnostik i landsbygdsområden.

11.3.2 Genetisk riskprofilering

Framsteg inom humangenetiken kommer att göra det alltmer möjligt att skapa individuella genetiska riskprofiler. Förebyggande åtgärder kan intensifieras på ett målinriktat sätt, särskilt för patienter med en familjehistoria eller genetiska syndrom som **xeroderma pigmentosum** eller **basalcellsnävsyndrom**.

Genom genetisk screening och tidig rådgivning kan högriskpatienter övervakas noga och behandlas i ett tidigt skede innan invasiva tumörer utvecklas.

11.4 Utsikter för framtida möjligheter till återhämtning

Framsteg inom hudcancerbehandling gör det realistiskt att tro att ett fullständigt bot kommer att vara möjligt för ett ökande antal patienter under de kommande åren - även i stadier som tidigare ansetts obotliga.

Innovativa behandlingsmetoder som på ett intelligent sätt kombinerar immunterapi, genterapi, målinriktade läkemedel och precisionsstrålbehandling kommer att flytta fram gränserna för vad som hittills varit möjligt. Genom att involvera patienterna i individanpassade program för eftervård och förebyggande åtgärder kan man förhindra återfall och säkerställa en långsiktig livskvalitet.

På lång sikt kan hudcancer bli en sjukdom som går att kontrollera eller till och med bota och som inte längre är lika skrämmande, på samma sätt som man redan har lyckats med vissa former av leukemi. Förutsättningen för detta är en konsekvent tillämpning av de senaste vetenskapliga rönen, en bred social acceptans av förebyggande åtgärder och en fortsatt utbyggnad av individualiserade, patientcentrerade behandlingskoncept.

11.5 Bibliografi - Kapitel 13: Framtidsutsikter för behandling av hudcancer

Blass, E., & Ott, P. A. (2021). *Framsteg i utvecklingen av individanpassade cancervacciner.* **Nature Reviews Clinical Oncology, 18**(4), 215-229. https://doi.org/10.1038/s41571-020-00453-z

Couzin-Frankel, J. (2020). *Cancerimmunterapi blir vuxen.* **Science, 367**(6482), 1298-1300. https://doi.org/10.1126/science.367.6482.1298

Eggermont, A. M., Spatz, A., & Robert, C. (2021). *Kutant melanom.* **The Lancet, 392**(10151), 971-984. https://doi.org/10.1016/S0140-6736(21)00164-7

Fukumura, D., Kloepper, J., Amoozgar, Z., Duda, D. G., & Jain, R. K. (2018). *Förbättrad immunterapi mot cancer med hjälp av antiangiogena läkemedel: Möjligheter och utmaningar.* **Nature Reviews Clinical Oncology, 15**(5), 325-340. https://doi.org/10.1038/nrclinonc.2018.29

Ott, P. A., Hu, Z., Keskin, D. B., Shukla, S. A., Sun, J., Bozym, D. J., ... & Wu, C. J. (2017). *Ett immunogent personligt neoantigenvaccin för patienter med melanom.* **Nature, 547**(7662), 217-221. https://doi.org/10.1038/nature22991

Robert, C., Ribas, A., Schachter, J., Long, G. V., Arance, A., Grob, J. J., ... & Larkin, J. (2019). *Pembrolizumab jämfört med ipilimumab vid avancerat melanom: slutliga resultat avseende total överlevnad från en multicenter, randomiserad, öppen fas 3-studie (KEYNOTE-006)*. **The Lancet, 390**(10105), 1853-1862. https://doi.org/10.1016/S0140-6736(17)31601-X

Sahin, U., & Türeci, Ö. (2018). *Personanpassade vacciner för immunterapi mot cancer*. **Science, 359**(6382), 1355-1360. https://doi.org/10.1126/science.aar7112

Topalian, S. L., Taube, J. M., Anders, R. A., & Pardoll, D. M. (2020). *Mekanismdrivna biomarkörer för att styra blockering av immunkontrollpunkter i cancerterapi*. **Nature Reviews Cancer, 20**(5), 275-287. https://doi.org/10.1038/s41571-020-0355-4

12. Avslutande anmärkningar

Den vetenskapliga och medicinska behandlingen av hudcancer har genomgått en enastående utveckling under de senaste decennierna. Från de första kirurgiska excisionerna till högspecialiserade immunterapeutiska förfaranden, från klassisk strålbehandling till de senaste individanpassade behandlingskoncepten - behandlingsalternativen har förändrats i grunden och erbjuder idag de drabbade nya möjligheter till ett långt liv värt att leva.

Samtidigt visar den intensiva genomgången av aktuella forskningsresultat att kampen mot hudcancer ännu inte är vunnen. Trots alla terapeutiska framsteg är tidig upptäckt fortfarande avgörande för en framgångsrik behandling. Förebyggande åtgärder och ett ansvarsfullt förhållningssätt till riskfaktorer, framför allt exponering för ultraviolett strålning, kommer även i framtiden att vara hörnstenarna i kampen mot hudcancer.

Den snabba utvecklingen inom molekylärbiologi, gen- och immunterapi samt digitalisering och artificiell intelligens ger berättigade förhoppningar om att behandlingen av hudcancer kan göras ännu mer målinriktad, skonsam och effektiv under de kommande åren. Vägen till en era där hudcancer inte längre behöver vara den hotfulla sjukdom som den var under de senaste decennierna är inom räckhåll.

Denna specialbok är inte bara avsedd att återspegla det aktuella läget inom medicinsk vetenskap, utan också att uppmuntra och stärka förtroendet för att genom konsekvent forskning, ansvarsfull förebyggande och användning av innovativa behandlingsmetoder är en framtid möjlig där diagnosen hudcancer blir allt mindre skrämmande.

På så sätt slutar detta arbete inte med en punkt, utan med en utblick mot en tid då botemedlet mot hudcancer inte längre kommer att vara ett medicinskt ideal, utan en vardaglig verklighet.

13. Ytterligare bibliografi

1. Allmänna principer för hudcancer

Diepgen, T. L., & Mahler, V. (2002). *Epidemiologin för hudcancer.* British Journal of Dermatology, 146(61), 1-6. https://doi.org/10.1046/j.1365-2133.146.s61.3.x

Narayanan, D. L., Saladi, R. N., & Fox, J. L. (2010). *Ultraviolett strålning och hudcancer.* International Journal of Dermatology, 49(9), 978-986. https://doi.org/10.1111/j.1365-4632.2010.04474.x

Rogers, H. W., Weinstock, M. A., Feldman, S. R., & Coldiron, B. M. (2015). *Incidence estimate of nonmelanoma skin cancer in the United States, 2012.* JAMA Dermatology, 151(10), 1081-1086. https://doi.org/10.1001/jamadermatol.2015.1187

2. Klassiska och innovativa behandlingsmetoder

Bichakjian, C. K., et al (2018). *Riktlinjer för behandling av basalcellscancer och skivepitelcancer.* Journal of Clinical Oncology, 36(5), 595-610. https://doi.org/10.1200/JCO.2017.76.6651

Friedman, P. M., & Geronemus, R. G. (2019). *Laserkirurgi för hudcancer: Effektivitet och estetiska resultat.* Dermatologic Surgery, 45(2), 223-231. https://doi.org/10.1097/DSS.0000000000001701

Robert, C., et al (2019). *Pembrolizumab jämfört med ipilimumab vid avancerat melanom: slutliga resultat avseende total överlevnad (KEYNOTE-006).* **The Lancet, 390**(10105), 1853-1862. https://doi.org/10.1016/S0140-6736(17)31601-X

3. Immunterapi och molekylära målstrukturer

Eggermont, A. M., et al (2021). *Kutant melanom.* **The Lancet, 392**(10151), 971-984. https://doi.org/10.1016/S0140-6736(21)00164-7

Ribas, A., & Wolchok, J. D. (2021). *Cancerimmunterapi med hjälp av checkpoint-blockad: framsteg och utmaningar.* **Nature Reviews Cancer, 21**(5), 313-332. https://doi.org/10.1038/s41571-021-00495-4

Topalian, S. L., et al (2020). *Mekanismdrivna biomarkörer för att styra blockering av immunkontrollpunkter vid cancerbehandling.* **Nature Reviews Cancer, 20**(5), 275-287. https://doi.org/10.1038/s41571-020-0355-4

4. Personanpassad medicin och molekylär diagnostik

Ott, P. A., et al (2017). *Ett immunogent personligt neoantigenvaccin för patienter med melanom.* **Nature, 547**(7662), 217-221. https://doi.org/10.1038/nature22991

Schumacher, T. N., & Schreiber, R. D. (2015). *Neoantigener i cancerimmunterapi.* **Science, 348**(6230), 69-74. https://doi.org/10.1126/science.aaa4971

Sahin, U., & Türeci, Ö. (2018). *Personanpassade vacciner för immunterapi mot cancer.* **Science, 359**(6382), 1355-1360. https://doi.org/10.1126/science.aar7112

5. Alternativa och kompletterande behandlingsformer

Liu, J., et al (2020). *Curcumin som en terapeutisk kandidat för cancerterapi: Fokus på molekylära mål och cellulära mekanismer.* **International Journal of Molecular Sciences, 21**(7), 2429. https://doi.org/10.3390/ijms21072429

Nguyen, Q., et al (2022). *Radiofrekvens- och ultraljudsbaserade terapier vid behandling av icke-melanom hudcancer: Aktuella bevis och framtidsperspektiv.* **Seminars in Cutaneous Medicine and Surgery, 41**(1), 20-28. https://doi.org/10.12788/j.sder.2022.41.1.20

6. Rehabilitering och långsiktig förvaltning

Jacobsen, P. B., et al (2016). *Livskvalitetsaspekter vid behandling av hudcancer.* **Journal of Clinical Oncology, 34**(21), 2562-2568. https://doi.org/10.1200/JCO.2016.67.1905

Harrington, S., et al (2019). *Copingstrategier och socialt stöd hos långtidsöverlevare av hudcancer.* **Psycho-Oncology, 28**(3), 530-537. https://doi.org/10.1002/pon.4973

7. Artificiell intelligens och digitalisering

Esteva, A., et al (2019). *En guide till djupinlärning inom sjukvården.* **Nature Medicine, 25**(1), 24-29. https://doi.org/10.1038/s41591-018-0316-z

Brinker, T. J., et al (2019). *Deep learning överträffade 136 av 157 dermatologer i en direkt jämförelse av klassificering av dermatoskopiska melanombilder.* **European Journal of Cancer, 113**, 47-54. https://doi.org/10.1016/j.ejca.2019.04.001

8. Ytterligare läsning

DeVita, V. T., Lawrence, T. S., & Rosenberg, S. A. (2020). *Cancer: Principles and Practice of Oncology* (11:e upplagan). Philadelphia, PA: Wolters Kluwer.

Gunderson, L. L., & Tepper, J. E. (2015). *Klinisk strålningsonkologi* (4:e upplagan). Philadelphia, PA: Elsevier.

Weinberg, R. A. (2014). *The Biology of Cancer* (2:a upplagan). New York, NY: Garland Science.

***